치과보험

청구사 3급

초/단/기/합/격

SD에듀
㈜시대고시기획

치과보험청구 실무이론

Always with you

사람이 길에서 우연하게 만나거나 함께 살아가는 것만이 인연은 아니라고 생각합니다.
책을 펴내는 출판사와 그 책을 읽는 독자의 만남도 소중한 인연입니다.
SD에듀는 항상 독자의 마음을 헤아리기 위해 노력하고 있습니다.
늘 독자와 함께하겠습니다.

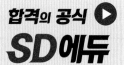

머리말

치과건강보험은 치과에서 일을 하고 있다면 꼭 알아야 할 분야입니다. 소정의 교육과정을 직·간접적으로 접해 보았겠지만 치과 업무에 이용되지 않는 파트는 기억을 잃기 마련입니다. 또한 매해, 매 분기별 자주 개정되는 고시들을 접하다 보면 기초가 부족한 상태에서는 기억하고 활용할 수 없습니다. 치과에서 전자차트 프로그램을 도입함에 따라 치과의사나 중간관리자뿐 아니라 진료실 혹은 데스크에서 일하는 모든 사람들이 하는 차팅이 곧 청구가 되는 시스템으로 바뀌었습니다. 따라서 치과로 처음 출근하는 선생님들이나 경력단절로 잠시 쉬었다가 복귀하는 선생님들에게 치과의 가장 일반적인 청구항목을 리뷰하는 책을 준비하게 되었습니다. 저도 매년 대한치과건강보험협회의 보수교육을 찾아 듣고 함께 스터디하는 선생님들과 모임을 갖고 있으며 매해 변화된 제도와 수가 등을 리뷰하기 위해 새로운 책을 찾게 됩니다. 이 책을 고르신 선생님들도 크게 다르지 않을 것이라 생각합니다.

치과보험청구사는 의무적인 교육 없이 누구나 응시할 수 있는 3급 시험, 3급 취득 후 소정의 교육을 이수해야 하는 2급 시험, 2급 취득 후 소정의 보수교육 수강 후 응시할 수 있는 1급 시험이 있습니다. 이에 본서는 특수성보다는 범용성에 초점을 맞추어 목차를 구성하였습니다.

건강보험제도의 개요를 통해 가장 빈번하게 사용되는 용어에 대해 이해를 도우려 했습니다. 치과보험청구사의 진료청구 항목을 통해 치과에서 가장 보편적인 진료행위에 대한 청구기준을 정리하고 비교할 수 있도록 하였습니다. 또한 치과보험청구사를 준비하는 선생님들께 도움이 되고자 시험의 출제범위에 적합한 문제들을 출제하고 혼자서도 공부할 수 있도록 충분한 해설을 담았습니다. 마지막으로 2022년 개정된 상병명과 2024년 개정·수가를 반영하고 건강보험심사평가원의 최근 내용을 수록하였습니다.

편하게 읽을 수 있고 잘 정리된 내용을 통해 선생님의 치과보험청구사 합격을 기원합니다.

편저자 씀

치과보험청구사 시행처

자격명	자격관리기관	홈페이지
치과보험청구사	대한치과건강보험협회	www.kdima.or.kr
치과보험청구사	대한치과행정가협회	www.kaoda.or.kr
치과보험청구전문관리사	대한치과행정전문협회	–
치과보험청구사	(주)브레인스펙병원교육개발원	www.brainspec.co.kr
치과보험청구사	디엠플러스	–
치과보험청구사	한국자격검정평가진흥원	–

※ 대표적인 자격시행기관은 '대한치과건강보험협회'이며, 그 밖에 자세한 사항은 해당 기관 홈페이지를 통해 확인하시기 바랍니다.

치과보험청구사란

치과보험청구사 자격시험제도는 환자 진료 후 보험진료에 대한 정확한 진료비 청구와 법정 본인부담금 징수, 심사결과 통보에 대한 분석과 심사조정 및 지급 불능 발생 시 그 원인에 대한 대책 및 사후관리를 통한 재발 방지를 교육합니다. 보험진료에 대한 진단과 자문을 통하여 자율시정통보와 현지조사(실사)에 대처하는 등 각 치과 의료기관의 건강보험 관련 업무의 효율성을 높이고 안정적인 치과 경영과 정당한 진료비 청구를 목표로 합니다.

[출처 : 대한치과건강보험협회, https://kdima.or.kr]

치과보험청구사 3급 시험 안내

시험일정

회 차	72회	73회	74회	75회	76회	77회
일 정	2월 18일	4월 21일	6월 23일	8월 18일	10월 20일	12월 15일
지 역	서울, 부산, 광주, 대전	서울, 부산, 대전	서울, 부산, 광주, 대전, 대구	서울, 부산, 대전	서울, 부산, 대전	서울, 부산, 광주, 대전, 대구

※ 상기 시험일정은 시행처의 사정에 따라 변경될 수 있으니, http://kdima.or.kr에서 확인하시기 바랍니다.
※ 필기시험접수는 시험일로부터 평균 40일 이전부터 접수를 받습니다.

시험기준

㉠ 응시자격 : 학력, 경력 제한 없음

㉡ 시험과목 및 시험방법

구 분	시험과목	문 항	출제방식	배 점	시험시간	시험방법
이 론	치과건강보험실무이론	50	객관식	각 문항별 2점	13:00~14:00(60분)	OMR 필기고사

㉢ 합격기준 : 100점 만점 기준 70점 이상 득점자

㉣ 결과발표 : 일반시험은 시험 이후 1주일 이내(치위생(학)과 단체시험은 개별 안내)

원서접수 절차

회원가입 및 로그인

㉠ 대한치과건강보험협회에서 먼저 회원가입을 해야 합니다.

㉡ 이미 회원가입이 된 회원은 로그인 후 시험 접수 가능합니다.

응시원서 접수 및 확인

㉠ 페이지 하단에서 본인이 응시하려는 시험등급을 선택하여 시험접수를 합니다.

㉡ 접수 기간이 아닌 경우에는 원서접수를 할 수 없습니다.

㉢ 시험 접수 시 본인의 연락처, 응시지역, 자격증 수령 주소 등 개인정보를 명확히 확인 바랍니다.

㉣ 사진은 본인의 모습이 잘 보이는 증명사진을 이용하기 바라며, 용량은 1mb(메가바이트)를 초과해서는 안 됩니다.

㉤ 사진은 JPG, JPEG, GIF, PNG 형태의 확장명만 가능합니다.

㉥ 사진이 정상적으로 첨부가 되지 않았을 시에는 응시수수료를 납부하더라도 수험번호가 부여되지 않습니다.

㉦ 사진 첨부가 어려울 경우 kdima@kdima.or.kr으로 해당 시험 접수 마감 다음날까지 사진을 보내주셔야 합니다.

㉧ 원서 접수 마감 다음날까지 사진을 미첨부 시 시험응시가 불가능합니다.

응시수수료 납부

대한치과건강보험협회 계좌로 응시수수료를 계좌이체합니다.

구 분	응시수수료(일반)	재응시, 학생(-50%)	공중보건의, 군의관(-30%)
응시료	50,000원	25,000원	35,000원
입금계좌번호	시험접수 후 별도 안내		
입금기한	해당 시험 원서 접수 마감 다음날/기간 내 미입금 시 시험 응시 불가		

※ 응시수수료 재응시 기준 : 해당 급수 시험 최초 접수일로부터 5년 이내에만 재응시 감면 가능(2급 실기는 재응시 없음)

배출현황

회 차	응시자(명)	합격자(명)	합격률(%)
72	502	402	80.08
71	1,085	858	79.08
70	719	510	70.93
69	613	467	76.18
68	1,572	1,180	75.06
67	547	475	86.84
66	483	400	82.82
65	939	764	81.36
64	932	601	64.48
63	608	441	72.53

시험 안내

출제범위

치과건강보험청구의 기본

● 진료비의 구성　● 환자 본인부담금의 구성　● 치과에서 비급여 가능한 치료내용　● 진찰료 산정기준

진료항목별 산정기준

기본치아질환 처치	• 마취료, 주사료　• 투약 및 조제료　• 방사선 촬영료 • 보존치료(일반치아질환처치) : 정량광형광기를 이용한 치아우식증 검사, 보통처치, 치아진정처치, 치수복조, 지각과민처치(가,나), 치아파절편제거, 교합조정술, 러버댐장착, 충전(광중합형 복합레진 충전), 즉일충전처치, 충전물연마, 치면열구전색술
보철치료	치관수복물 또는 보철물의 제거, 금속재포스트 제거, 보철물재부착, 급여틀니
근관치료	전기치수반응검사, 치수절단, 응급근관처치, 발수와 근관와동형성, 근관장측정검사, 근관세척, 근관 충전, 당일발수근충, 근관내기존충전물제거
구강외과치료/ 그 외 구강외과 수술	발치술, 발치와재소파술, 치조골성형수술, 구강내소염수술, 치은판절제술, 협순소대성형술, 설소대성 형술, 구강내열상봉합술, 치아재식술, 탈구치아정복술, 치근단절제술, 상고정장치술, 수술후처치
치주치료	치면세마, 치주낭측정검사, 치석제거, 치근활택술, 치주소파술, 치은절제술, 치은박리소파술, 치관확 장술, 잠간고정술, 치주치료후처치
치과임플란트	－

항목별 출제문항 수

No	3급(필기시험) 출제분야	문항 수
1	진료비의 구성	3
2	환자 본인부담금 구성	4
3	급여와 비급여 항목	2
4	진찰료 산정기준	2
5	상병명	4
6	진료행위의 정의	3
7	진료행위료 비교(유사행위 간 상대가치점수의 비교)	2
8	마취료, 피하 또는 근육내 주사	2
9	투약 및 조제료(처방료)	2
10	방사선 촬영 및 진단	3
11	보존, 보철치료	6
12	보철 중 급여틀니, 유지관리	1
13	근관치료	4
14	구강외과치료/그 외 구강외과 수술	6
15	치주치료	5
16	치과임플란트	1
	계	50

응시자 유의사항

응시원서 접수 시

㉠ 대한치과건강보험협회 홈페이지에서 회원가입(회원은 로그인) 후 '시험안내 → 원서접수' 버튼을 클릭하신 후 응시지역과 증명사진을 첨부하신 후 접수하시면 됩니다.

㉡ 증명사진을 첨부하지 않을 경우 시험을 응시하실 수 없습니다.

㉢ 응시수수료 납부는 계좌이체 또는 무통장 입금으로만 가능하며, 납부하신 후 2주일 이내에 [원서접수/조회]에서 확인할 수 있습니다.

㉣ 응시수수료를 납부하여야 확인 후 수험번호가 부여되며, 수험표를 인쇄하실 수 있습니다.

㉤ 응시수수료 납부 마감은 원서접수 마감일 다음날까지입니다.

㉥ 응시원서 기재사항 및 결제현황에 대한 모든 사항은 [원서접수/조회]에서 확인하실 수 있으므로 기입하신 내용(성명, 생년월일, 연락처, 주소 등)과 결제완료 여부에 착오가 없는지 다시 한번 확인해 주시기 바랍니다(개인정보 미확인으로 인한 시험 당일 불이익이 발생할 수 있으므로 시험 전 꼭 확인해 주시기 바랍니다).

시험 당일 유의사항

㉠ 시험 당일 본인 확인이 가능한 신분증과 수험표와 필기도구를 지참합니다.
- 수험표상의 응시지역, 수험번호, 성명, 생년월일 확인, 수험표 및 신분증 필히 지참
- 본인 확인이 가능한 주민등록증 또는 운전면허증, 여권 중에서 선택하여 실물 신분증을 지참(모바일 신분증 및 신분증을 사진으로 촬영한 사진촬영분 불가)
- 필기도구는 컴퓨터용 수성사인펜 지참(컴퓨터용 수성사인펜 외에 어두운 색 펜으로 예비 마킹한 경우 답으로 인식할 수 있으니 주의)
- 휴대폰 사용 불가
- 수험표는 실제 출력본을 지참하여야 하며 사진 촬영분은 무효입니다.

㉡ 시험 시작시간 30분 전까지 지정고사장에 입실하여야 하며, 규정시간 내에 입실하지 않는 응시자는 시험 응시가 불가능하므로 시간을 엄수해 주시기 바랍니다. 또한 신분증과 수험표를 지참하지 않았을 시 응시가 불가합니다.

㉢ 정당한 이유 없이 감독관의 지시를 따르지 않거나 부정행위가 발각된 응시자는 시험성적이 무효처리가 됩니다.

㉣ 다음과 같은 행위를 한 응시자의 시험결과는 무효처리되며, 앞으로 시행될 시험에도 응시할 수 없습니다.
- 시험 중 커닝을 요구하거나 받아들인 경우
- 타인의 대리로 시험에 임한 경우
- 감독관의 지시에 불응한 경우
- 휴대전화를 사용한 경우
- 녹음기, 카메라, 사전 등을 사용한 경우
- 시험문제를 유출시키는 행위(시험문제를 기재하여 유출시키려는 모든 행위)
- 그 밖에 감독관의 판단에 따른 부정행위

목 차

PART 01 핵심이론

CHAPTER 01 **치과건강보험청구의 개론**

01 우리나라 진료비 수가제도 ··· 2
02 진료비의 구성 ··· 5
03 급여와 비급여 ··· 12
04 행위별 주요 적용 상병명 ·· 15
05 행위 산정의 기준 ··· 20

CHAPTER 02 **치과건강보험청구 진료항목 산정기준**

01 진단 및 검사 ·· 27
02 보존치료 ·· 35
03 근관치료 ·· 53
04 구강외과치료 ·· 62
05 치주치료 ·· 73
06 보철치료 ·· 81

CHAPTER 03 **치과건강보험청구 응용(행위료의 비교)**

01 유사행위 간 상대가치점수의 비교 ··· 96
02 동일 부위 동시 처치 산정 ·· 99
03 산정 단위별 행위항목 구분 ·· 101

PART 02 기출유형 모의고사

제1회 기출유형 모의고사 ·· 104
제2회 기출유형 모의고사 ·· 129
제3회 기출유형 모의고사 ·· 156

PART 03 부 록

제8차 한국표준질병·사인분류(KCD-8) 개정·고시 ···································· 184

PART 01

핵심이론

CHAPTER 01   치과건강보험청구의 개론
CHAPTER 02   치과건강보험청구 진료항목 산정기준
CHAPTER 03   치과건강보험청구 응용(행위료의 비교)

01 우리나라 진료비 수가제도

(1) 우리나라 건강보험의 특징
① 질병 및 부상을 보험사고의 주체로 하는 질병보험
② 법률에 의한 강제 가입 보험
③ 진료행위별 수가제 도입
④ 상대가치점수제도 도입

> **참고**
>
> • **행위별 수가제** : 진료에 소요되는 약제료, 재료대를 별도로 산정하며, 진료행위 항목별로 금액을 책정하여 지급하는 제도
>
> • **상대가치점수** : 의료행위에 소요되는 시간·노력 등의 업무량, 인력·시설·장비 등 자원의 양, 요양급여의 위험도를 종합적으로 고려하여 산정한 가치를 의료행위별로 비교하여 상대적 점수로 나타낸 것

(2) 건강보험 관련 기관

① 국민건강보험공단

국민건강보험 관리운영 체계

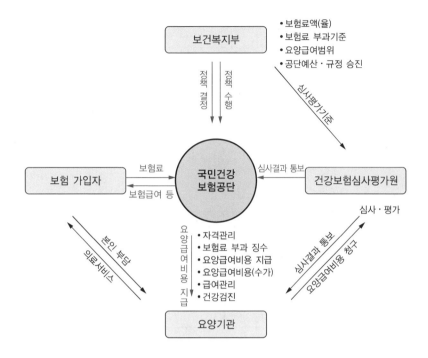

[출처 : 보건복지부]

② 건강보험심사평가원

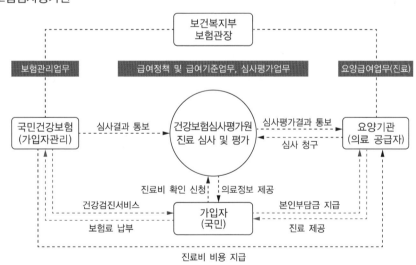

[출처 : 건강보험심사평가원]

③ 건강보험심사평가원과 요양기관의 관계

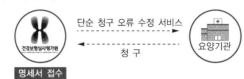

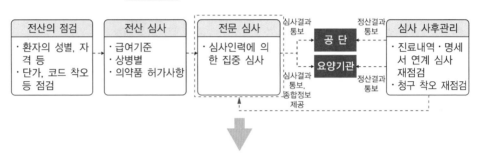

[출처 : 건강보험심사평가원]

전문심사단계	
직원 심사	직원이 의료 공급자의 청구경향 파악 후 청구방법, 산정지침 및 심사기준의 적합성 여부 등을 심사
심사위원 심사	심사위원이 필요한 경우 진료기록의 확인 등 보완자료를 요청하여 심사하거나 진료의사와의 면담 및 방문하여 심사
심사위원회 심사	심사위원회를 개최하여 전문과목별로 전문 의약적 판단에 의한 새로운 기준이 필요한 사항, 심사기준 설정을 요하는 사항, 심사기준 적용에 이견이 있는 사항, 기타 합의에 의한 결정을 필요로 하는 사항 등을 심사

02 진료비의 구성

(1) 총진료비 구성

총진료비 = 진찰료 + 행위료 + 약제료 + 재료대 + 가산율

① 진찰료(기본진료비)

진찰료 = 기본진찰료 + 외래관리료(외래환자 처방료)

> **참고**
>
> | 기본진료비 = 기본진찰료 + 외래관리료 |
> |---|
>
> ※ 기본진찰료 : 병원관리료 및 진찰권 발급 등의 비용
> ※ 외래관리료 : 외래환자의 처방 및 조제 등에 소요되는 비용

② 행위료

ㄱ 각 진료행위에 따른 진료비

ㄴ 행위료 = 상대가치점수 × 환산지수

> **참고**
>
> **상대가치점수**
> • 각 의료행위에 사용되는 요양급여의 가치를 상대적으로 비교하여 점수로 표기한 것
> • 업무량(의료서비스) : 주시술자의 전문적 노력에 대한 보상, 시간과 강도를 고려한 상대가치
> • 진료비용(임상인력, 의료장비, 치료재료) : 주시술자를 제외한 보조의사, 간호사, 의료기사 등 임상인력의 임금, 진료에 사용되는 시설과 장비 및 치료재료 등을 고려한 상대가치
> • 위험도(의료분쟁해결비용) : 의료사고와 관련된 해결비용을 고려한 상대가치
>
> **환산지수**
> • 점수당 단가
> • 상대가치점수를 금액으로 바꾸는 지표
> • 국민건강보험공단의 공단이사장과 치과의원과 치과병원을 대표하는 대한치과의사협회장이 매년 '유형별 환산지수의 계약체결'을 함
> • 2023년 치과 환산지수는 93.0원(전년 대비 2.5% 인상)
> • 2024년 치과 환산지수는 96.0원(전년 대비 3.2% 인상)

③ 약제료

ㄱ 진료행위에 사용된 약제의 수가

ㄴ 마취제, 주사제, 급여 가능한 지혈제 등

④ 재료대

ㄱ 진료행위에 사용된 재료의 수가

ㄴ 심평원에 재료신고가 필요한 대표적인 치과재료 항목

• 충전재료(아말감, 복합레진, 글래스아이오노머)

• 금속강화형 시멘트(미라클믹스, 케탁실버 등)

• 봉합사

• 임플란트 고정체, 지대주, 골이식재, 생체막 등

ⓒ 신고해야 하는 재료는 구입 시마다 신고

ⓔ 재료구입 2년 경과 시점에 남아 있는 재료를 사용해야 한다면, 2년 경과 시점 이전(만료일 1개월 전부터 만료일까지)에 재료 구입 신고가 다시 필요하다.

⑤ 가산율(약재와 재료대, 방사선 진단료는 가산 적용하지 않는다)

㉠ 종별에 따른 가산(행위료에 가산) : 요양기관 종별에 따른 시설, 인력, 장비, 서비스수준 등의 차이로 의료서비스 제공에 소요되는 비용이 다르기 때문에 보상차원에서 진료 행위료에 대해 차별적으로 가산을 적용(2024년부터 종별가산율 축소, 상대가치점수 전년 대비 15% 인상)

구 분	건강보험	의료급여
치과의원	0%(적용하지 않음)	0%(적용하지 않음)
치과병원	5%	2%

[고 시]

제2023-187호, 2024-01-01 시행

「건강보험 행위 급여·비급여 목록표 및 급여 상대가치점수」일부개정(치과 관련만 발췌)

건강보험 행위 급여·비급여 목록표 및 급여 상대가치점수 일부를 다음과 같이 개정한다.

-다 음-

1. 다음의 분류된 분류항목에 대하여는 소정점수에 점수당 단가를 곱한 금액을 모두 합산한 금액에 요양기관의 종별에 따라 다음 각 호의 비율을 가산한다.

　가. 다음 각 항의 요양기관은 15%

　　(2) 상급종합병원에 설치된 치과대학 부속 치과병원

　나. 다음 각 항의 요양기관은 10%

　　(2) 상급종합병원에 설치된 경우를 제외한 치과대학 부속 치과병원

　다. 다음 각 항의 요양기관은 5%

　　(2) 위 "가-(2)" 또는 "나-(2)"에 해당되지 아니하는 치과병원

　라. 다음 각 항의 요양기관은 종별가산율을 적용하지 아니한다.

　　(1) 의원, 치과의원, 한의원, 보건의료원

2. 위 "1"의 규정에도 불구하고 아래 항목에 대해서는 요양기관 종별가산율을 적용하지 아니한다.

　자. 제3장 제1절 방사선일반영상진단료·제2절 방사선특수영상진단료

[고 시]

제2023-187호, 2024-01-01 시행

제1편 제2부 제2장 검사료 (별표) 중 누-693란 다음에 누-701란을 다음과 같이 신설한다.

• 제1편 제2부 제1장 기본진료료부터 제10장 치과 처치·수술료까지, 제13장 한방 검사료, 제14장 한방 시술 및 처치료, 제19장 응급의료수가 (별표) 및 제20장 치과의 교정치료료 중 일부는 별지와 같이 한다.

• 제1편 제3부 행위 비급여 목록 제3장 영상진단 및 방사선 치료료 중 "제1절 방사선단순영상진단료"를 "제1절 방사선일반영상진단료"로 한다.

• 제2편 제4부 질병군 비급여 일반원칙 및 비급여 목록 [비급여 목록] 1. 행위 제3장 영상진단 및 방사선 치료료 중 "제1절 방사선단순영상진단료"를 "제1절 방사선일반영상진단료"로 한다.

- 제3편 제3부 요양병원 행위 급여목록·상대가치점수 및 산정지침 중 일부와 제5편 제1부 혁신의료기술 급여목록 및 급여 상대가치점수 중 일부는 별지와 같이 한다.
- (부록) 검체검사 위탁에 관한 기준 제5조 제1항 제1호 중 "각 분류항목의 상대가치점수(수탁검사기관의 검체검사 질가산 등 각종 가산 포함)에"를 "각 분류항목의 상대가치점수(수탁검사기관의 검체검사 질가산 등 각종 가·감산 포함)에"로 한다.

ⓒ 연령에 따른 가산(2023년 6월 28일부터 '만 나이'가 폐지되었다)
- 1세 미만, 1세 이상~6세 미만 – 진찰료, 마취료, 방사선 가산(2017년 7월 1일 시행)

구 분	진찰료	마취료	방사선촬영료
1세 미만	초진 + 26.45점 재진 + 16.67점	50% 가산	단순 15% 가산 특수 20% 가산
1세 이상~6세 미만	초진 + 10.89점 재진 + 6.86점	30% 가산	

  – 단순 : 치근단 촬영, 파노라마 촬영
  – 특수 : cone beam CT
- 8세 미만 : 행위료에 가산

구 분	행위료	
8세 미만	즉일충전처치, 충전, 와동형성, 치수절단, 응급근관처치, 발수, 근관와동형성, 근관확대(근관성형), 근관세척, 근관충전, 보통처치, 치아진정처치, 치아파절편제거, 치면열구전색, 광중합형복합레진충전	30% 가산

- 70세 이상 : 마취료에 가산

구 분	마취료
70세 이상	30% 가산

ⓒ 시간에 따른 가산 : 기본진찰료 가산
- 진료기록부에 환자의 내원시간 기재 필수
- 가산은 1회만(공휴일 가산 or 야간 가산) 적용

구 분	진찰료
• 요양기관이 평일 18시(토요일 13시)~익일 9시(혹은 공휴일) 진료 시 가산 • **의원급 요양기관이 토요일 09시 이후 진료 시 가산(토요일 전일 가산제)**	30% 가산
• 의원급 및 병원급 요양기관이 6세 미만의 소아에 대해 20시~익일 7시까지 진료 시 가산	200% 가산

> **참고**
>
> **치과의원의 기본진찰료 가산**
> - 월요일부터 목요일 18시~익일 9시까지 진료 시 30% 가산
> - 금요일 18시~월요일 9시 이전 진료 시 30% 가산
> - 즉, 치과의원은 토요일, 일요일, 공휴일에 대해 전일 30% 가산

ⓔ 치주・외과 수술치료 30% 가산 : 치과의원의 야간 및 주말 외래진료

- 야간, 토요일, 공휴일 수술 가산
  - 10장 제3절 구강악안면 수술, 제4절 치주질환 수술 항목에 30% 가산
  - 마취 시 마취행위료 30% 가산
- ※ 치과의원에서 자주 하는 치주・외과 항목

치주치료(치주질환 수술)	외과치료(구강악안면 수술)
• 치주소파술 • 치은신부착술 • 치은성형술 • 치은절제술 • 치은박리소파술(간단, 복잡) • 치근면처치술 • 치조골결손부골이식술(동종골, 이종골, 합성골) • 치조골결손부골이식술(자가골) • 조직유도재생술 • 조직유도재생막제거술 • 치은측방변위판막술, 치관변위판막술 • 치은이식술 • 선택적 치근절제술 • 치아반측절제술	• 발치술 • 발치와재소파술 • 치조골성형수술 • 구강내소염수술 • 치근낭적출술 • 치근단절제술(전치, 구치) • 치아재식술 • 구강내열상봉합술 • 설소대성형술(간단, 복잡) • 치은, 치조부병소 또는 종양절제술 • 치은판절제술 • 탈구치아정복술 • 골융기절제술 • 치과임플란트 제거술 • 치관확장술

ⓜ 장애인 가산

- 장애인으로 등록되어 있는 뇌병변, 지적, 정신, 자폐성 장애인에 대해 가산
- 수신자 조회로 확인 불가, 장애인 등록증으로 요양기관에서 직접 확인
- 본인부담금은 요양기관 종별 외래본인부담률 적용, 가산범위만큼 본인부담금 면제

구 분	진찰료	행위료
등록 장애인	초・재진 + 9.03점 가산	100% 가산

※ 장애인 처치 및 수술료 100% 가산 항목(총 18항목)

보통처치, 치아진정처치, 치아파절편제거, 근관와동형성, 즉일충전처치, 치수절단, 발수, 근관세척, 근관확대, 근관충전, 충전, 와동형성, 응급근관처치, 치석제거(가, 나), 치면열구전색술, 광중합형 레진충전, [당일발수근충(영구치, 유치), 발치술(유치, 전치, 구치, 난발치, 단순매복치, 복잡매복치, 완전매복치)] → 2022년 2월 1일 추가

- 진찰료의 경우 6세 미만 소아가산과 장애가산 중복 불가
- 처치 및 수술료의 경우 8세 미만 소아가산과 장애가산 중복 불가

(2) 환자의 본인부담금

① 공단청구액과 본인부담금

총진료비 = 공단청구액 + 본인부담금

- ㉠ 공단청구액
  - 총진료비 중 본인부담금을 제외한 금액(총진료비 – 본인부담금 = 공단청구액)
  - 건강보험심사평가원이 심사하여 국민건강보험공단이 의료기관에 지급
- ㉡ 본인부담금
  - 총진료비 중 공단청구액을 제외한 금액(총진료비 – 공단청구액 = 본인부담금)
  - 환자가 요양기관(의료기관)에 직접 지불하는 금액

② 국민건강보험의 본인부담금(2018년 1월 1일 시행)

- ㉠ 1세 미만

구 분	치과의원	치과병원(동지역)
본인부담률	5%	10%

- ㉡ 6세 미만

구 분	치과의원	치과병원(동지역)
본인부담률	21%	28%

- ㉢ 6세 이상~65세 미만

구 분	치과의원	치과병원(동지역)
본인부담률	30%	40%

- ㉣ 65세 이상

구 분	치과의원(진료비 총액 기준)		치과병원(동지역)
본인부담률	15,000원 이하	1,500원	40%
	15,000원 초과~20,000원 이하	10%	
	20,000원 초과~25,000원 이하	20%	
	25,000원 초과, 치과임플란트, 급여 틀니	30%	

- ㉤ 임신부(2017년 1월 1일 시행)

구 분	치과의원	치과병원(동지역)
본인부담률	10%	20%

※ 임신부 외래진료 할인 시 특정내역에 'F015'를 선택하여 입력함

③ 의료급여의 본인부담금

㉠ 의료급여대상자(2008년 4월 1일 시행)

구 분		본인부담률		
		원외처방(×)		원외처방(○)
		의약품(○)	의약품(×)	의약품 상관없음
치과의원	1, 2종 공통	1,500원	1,000원	
치과병원 (시·도)	1종	2,000원	1,500원	
	2종	총액의 15%(임신부는 총액의 5%)		

※ CT, MRI는 1종 5%, 2종 15%(임신부 5%) 본인부담(종별 동일)

• 건강생활유지비 지원제도

- 본인부담금 의료비 충당을 위해 의료급여 1종 수급권자에게 1인당 매월 6,000원을 가상계좌로 지급
- 요양기관에서는 건강생활유지비 잔액이 남아 있으면 의무적 선차감(2013년 1월 1일 시행)
- 사용 후 남은 잔액은 가상계좌에 누적되어 다음 해에 수급권자에게 지급
- 의료급여 환자에 대한 당일승인작업 의무화(청구 시 진료확인번호 기재)
- 급여 틀니, 급여 임플란트 : 당일승인, 건강생활유지비 차감하지 않음
- 급여 틀니 무상유지관리, 급여 임플란트 무상유지관리 : 당일승인, 건강생활유지비 차감
- 급여 틀니 유상유지관리 : 당일승인, 건강생활유지비 차감하지 않음

• 의료급여 1종 수급권자 중 본인부담금 면제대상자

사유 발생 시 일괄 적용	• 18세 미만자 • 행려환자 • 등록 결핵질환자 • 등록 중증질환자(암환자 포함) • 등록 희귀질환자 • 등록 중증 난치성질환자(장기이식환자 포함) • 선택의료급여기관 이용자
신청에 의한 적용	• 20세 이하의 중·고등학교에 재학 중인 자 • 임신부(임신임을 신고한 날 ~ 출산예정일 후 6개월) • 가정간호를 받고 있는 자

※ 신청에 의한 적용은 외래진료 본인일부부담 면제신청서를 시·군·구청에 제출해야 함

• 의료급여 1종 수급권자 중 선택 병·의원 지정대상자의 진료비

본인부담금	지정한 선택 병·의원에서 진료를 행한 경우
본인부담금 면제	지정한 선택 병·의원에서 진료를 행한 경우
의료급여 1종 환자와 동일 부담	지정한 선택 병·의원에서 발급된 의료급여의뢰서를 지참하여 지정하지 않은 병·의원에서 진료를 행한 경우(B005 코드 적용)
진료비 총액 100% 부담	의료급여의뢰서 없이 지정하지 않은 병·의원에서 진료를 행한 경우

ⓛ 차상위 대상자

구 분		본인부담률		
		원외처방(×)		원외처방(○)
		의약품(○)	의약품(×)	의약품 상관없음
치과의원	1종(C)	없 음		
	2종(E)	1,500원	1,000원	250원
	2종 장애인(F)	750원	250원	250원
치과병원 (시・도)	1종(C), 2종(E)	없 음		
	2종 장애인(F)	총액의 14%		

※ CT, MRI는 14% 본인부담(임신부 5%)

> **참고**
>
> • 차상위 대상자
>   - 기초생활보장 수급대상 바로 위 계층
>   - 최저생계비 120% 이하
>   - 중위소득 50% 이하(중위소득 : 소득 순서로 배열했을 때 중간에 위치한 가구의 소득)
> • 차상위 1종(C) : 차상위 희귀난치성질환자
> • 차상위 2종(E) : 차상위 만성질환자
> • 차상위 2종(F) : 장애인 만성질환자

ⓒ 65세 이상의 의료급여 대상자와 차상위대상자의 치과보철치료(치과 임플란트, 급여 틀니) 본인부담률

구 분	의료급여 본인부담률		차상위 본인부담률	
	1종	2종	1종	2종
급여 틀니	5%	15%	5%	15%
치과임플란트	10%	20%	10%	20%

03 급여와 비급여

(1) 급여 항목(국민건강보험법 시행령 제19조)

법정 비급여 항목 외에는 모두 요양급여의 대상(급여) – negative list 제도

> **참고**
>
> negative list : 비급여의 기준과 항목을 열거하여 이를 비급여로 하고 이외의 것은 모두 급여대상으로 하는 제도

(2) 100 : 100(전액 본인부담 항목)

급여 항목 중 급여수가 100%를 환자가 부담하도록 하는 항목

예 • 건강보험법에 따라 급여가 제한되거나 급여가 중지된 경우(보험료 체납, 군대, 교도소 수감 등)
  • 학교폭력 중 학생 간의 폭력에 의한 경우
  • 보험재정에 상당한 부담을 준다고 인정되는 경우
  • 그 외 보건복지부령이 정한 경우
  • 선택 의료급여 기관이 있는 의료급여 환자가 진료의뢰서 없이 선택 의료급여 기관이 아닌 곳에서 진료를 받는 경우

(3) 임의 비급여

급여 항목이거나 비급여 항목에 없는 것을 임의로 비급여로 책정하여 환자에게 부과하는 경우로, 불법임(부당 청구 시 과징금, 영업정지, 면허정지 등의 처벌)

(4) 비급여 항목

① 비급여의 종류

분 류		설 명
의학적 비급여	기준 비급여	건강보험이 정하고 있는 기준을 초과하는 경우 예 암 진단 시의 1회를 초과하는 MRI 등
	등재 비급여	의학적 효과는 있으나 현재 보험이 적용되는 항목보다 고가인 경우 예 고가의 항암제 사용 등
	선택 비급여	개인의 선호에 따른 그 밖의 의료행위의 경우 예 미용, 성형 등
비의학적 비급여		의료서비스를 받는 과정에서 부수적으로 발생하는 추가 내용 예 특실이용료 등

② 비급여 적용 치과의료행위

ㄱ 교육상담료 : 치태조절교육

ㄴ 검사료

  • 교합음도검사
  • 구취측정

- 치아우식활성도검사
- 타액검사(분비율, 점조도, pH, 완충기능검사)
- 하악 과두 위치와 운동검사 및 분석
- 인상채득 및 모형 제작(1악당)

ⓒ 영상진단 및 방사선치료 : 규격화 치근단사진 공제술

ⓔ 치아질환처치
- 보철물 장착을 위한 전 단계로 실시하는 post & core
- 접착 아말감 수복
- 핀 유지형 수복
- 인레이 및 온레이 간접충전(금 등을 사용한 충전치료)
- 광중합형 복합레진 충전(12세 이하 영구치 우식증치료는 제외)
- 광중합형 글래스아이오노머 시멘트 충전

ⓜ 수술 후 처치, 치주조직의 처치 등
- 구강보호장치
- 구취의 해석 및 진단, 구취처치
- 금속 교합안정장치
- 대구치 직립이동
- 레진수지관 스플린트
- 이갈이장치
- 인공치은
- 치간이개 심미적 폐쇄술(교정력 또는 복합레진)
- 코골이 장치
- 임시수복치관 내 고정술
- 교합장치
  - 교합안정장치
  - 즉시전방교합장치
  - 연성교합안정장치
  - 전방재위치교합장치
  - 교합장치의 조정·첨상·재건

ⓗ 구강외과 수술
- 신속한 교정치료를 위한 피질골절단술
- 자가치아이식술
- 생체조직처리 자가골이식술(골형단백(BMP)을 추출하여 시행하는 경우)
- 치관노출술(1치당)

ⓢ 치주질환 수술
- 치은착색제거술
- 잇몸웃음교정술
- 심미적 치관형성술
- 외과적 치아정출술[1치당](2024.1.1. 개정)

◎ 다음에 실시 또는 사용되는 행위, 약제 및 치료재료의 사용
- 업무 또는 일상생활에 지장이 없는 단순 코골이
- 저작 또는 발음기능 개선의 목적이 아닌 외모 개선 목적의 악안면교정술 및 교정치료
- 예방진료로서 질병, 부상의 진료를 직접 목적으로 하지 않는 경우
  - 본인의 희망에 의한 건강검진
  - 구취 제거, 치아 착색물질 제거, 치아교정 및 보철을 위한 치석 제거, 구강보건증진 차원에서 정기적으로 실시하는 치석 제거(단, 치석제거만으로 치료가 종료되는 전체치석제거로서 보건복지부장관이 정하여 고시하는 경우는 제외)
  - 불소도포, 치면열구전색(치아홈메우기) 등 치아우식증 예방을 위한 진료(단, 18세 이하의 우식증에 이환되지 않는 순수 건전치아인 제1큰어금니 또는 제2큰어금니에 대한 치면열구전색(치아홈메우기)는 제외)
  - 장애인진단서 등 각종 증명서 발급을 목적으로 하는 진료
  - 치과의 보철(보철재료 및 기공료 등을 포함한다)
  - 치과임플란트를 목적으로 실시한 부가 수술(골이식술 포함)
  - 치과임플란트(보건복지부장관이 정하여 고시하는 65세 이상 제외)
  - 요양급여대상 또는 비급여대상으로 결정·고시되기 전까지의 신의료기술

③ 비급여 적용 치과재료
  ㉠ 비급여로 등재된 임플란트
  ㉡ 치과용 교합분석기
  ㉢ 근관충전재로 사용되는 MTA
  ㉣ 광중합형 복합레진
  ㉤ 인레이, 온레이용 임시충전재
  ㉥ 치과교정용 브라켓(bracket)류
  ㉦ 치과교정용 플레이트(plate)와 고정장치
  ㉧ 치과교정용 상악궁 확대장치
  ㉨ 악안면 교정 스크류(screw)
  ㉩ 구강 내 장치
  ㉪ 치과용 의치
  ㉫ 치과보철류 소모성 재료

④ 비급여 적용 기타 사항
  ㉠ 각종 증명서 발급비용
  ㉡ 필름 복사료, 스캔결과 복사, 디스켓 복사, 진료기록부 복사

04 행위별 주요 적용 상병명

(1) 건강보험 청구의 진료행위의 타당성을 증명하기 위해 반드시 기재되어야 하며, 해당 질병에 따라 치료내용에 적절한 상병명이 명시되어야 함

(2) 상병명은 제8차 한국표준 질병·사인 분류(KCD-8)(통계청)에 의함

(3) 치과분야의 주요 상병명은 〈Ⅹ.호흡계통의 질환(J00-J99)〉과 〈Ⅺ.소화계통의 질환(K00-K93)〉분야를 적용

(4) 상병명의 종류
   ① **주상병** : 진료기간 중 치료나 검사 등에 대한 환자의 요구가 컸던 상병(하루 1개)
   ② **부상병** : 진료기간 중 주상병과 함께 있었거나 발생된 상병으로 환자 진료에 영향을 주었던 상병(29개)
   ③ **배제 상병** : 최종 상병이 확진된 경우 이전에 고려하였지만 배제된 상병(10개)

(5) 상병명 구조의 예
   K01.173 하악 제3대구치의 매복
   └ K : 소화계통의 질환(분류)
   └ K01. : 매몰치 및 매복치(분류)
   └ K01.1 : 매복치(분류)
   └ K01.17X : 하악 대구치의 매복
   └ K01.173 : 하악 제3대구치의 매복(완전상병명)

(6) 대표적인 치료내용에 따른 적절한 상병명
   ① 보존치료

보 존	즉일충전처치 충전	S02.52 법랑질만의 파절 S02.53 치수 침범이 없는 치관파절 K02.0 법랑질에 제한된 우식 K02.1 상아질의 우식 K02.2 시멘트질의 우식 K02.3 정지된 치아우식 K02.8 기타 치아우식 K03.00 교합면의 생리적 마모 K03.01 인접면의 생리적 마모 K03.10 치아의 치약마모, 쐐기결손, 굴곡파절 K03.18 기타 명시된 치아의 마모 T85.6 치과보철물의 파절 및 상실 ※ 근관치료 완료 후에는 근관치료 상병명 적용 가능

보존	지각과민처치	K03.10 치아의 치약마모, 쐐기결손, 굴곡파절 K03.18 기타 명시된 치아의 마모 K03.80 민감상아질 K06.00 국소적 치은퇴축 K06.01 전반적 치은퇴축
	보철물 재부착	T85.6 치과보철물의 파절 및 상실
	치면열구전색술	Z29.8 기타 명시된 예방적 조치

② 근관치료

근 관	근관치료	S02.54 치수침범이 있는 치관파절 S02.55 치근파절 S02.56 치근을 포함한 치관의 파절 K00.24 치외치(교합면 이상결절) K00.25 치내치[확장된 치아종] 및 절치이상 K02.2 시멘트질의 우식 K02.5 치수노출이 있는 우식 K02.8 기타 치아우식 (K04.00~K04.7 치수 및 근단주위조직의 질환상병 중) K04.00 가역적 치수염 K04.01 비가역적 치수염 K04.1 치수의 괴사 K04.2 치수변성 K04.3 치수내의 이상 경조직 형성 K04.4 치수 기원의 급성 근단성치주염 K04.5 만성 근단치주염 K04.60 상악동으로 연결된 동 K04.61 비강으로 연결된 동 K04.62 구강으로 연결된 동 K04.63 피부로 연결된 동 K04.7 동이 없는 근단 주위 농양 K04.80 근단 및 외측의 치아뿌리낭
	근관치료 상병 중 항생제 처방이 가능한 상병명	K04.4 치수 기원의 급성 근단성치주염 K04.5 만성 근단치주염 K04.60 상악동으로 연결된 동 K04.61 비강으로 연결된 동 K04.62 구강으로 연결된 동 K04.63 피부로 연결된 동 K04.7 동이 없는 근단 주위 농양 K04.80 근단 및 외측의 치아뿌리낭

③ 치주치료

치 주	치석 제거	K05.08 기타 명시된 급성 치은염 K05.10 만성 단순 변연부치은염 K05.11 증식성 만성 치은염 K05.12 궤양성 만성 치은염 K05.13 박리성 만성 치은염 K05.20 동이 없는 잇몸 기원의 치주농양 K05.21 동이 있는 잇몸 기원의 치주농양 K05.22 급성 치관주위염 K05.28 기타 명시된 급성 치주염 K05.30 만성 단순치주염 K05.31 만성 복합치주염 K05.32 만성 치관주위염 K05.38 기타 명시된 만성 치주염 K05.4 치주증
	치근활택술 치주소파술	K05.21 동이 있는 잇몸 기원의 치주농양 K05.22 급성 치관주위염 K05.28 기타 명시된 급성 치주염 K05.30 만성 단순치주염 K05.31 만성 복합치주염 K05.32 만성 치관주위염 K05.38 기타 명시된 만성 치주염
	치은박리소파술	K05.30 만성 단순치주염 K05.31 만성 복합치주염 K05.38 기타 명시된 만성 치주염
	치은절제술	K05.11 만성 증식성치은염 K05.30 만성 단순치주염 K05.31 만성 복합치주염 K06.10 치은섬유종증 K06.18 기타 명시된 치은비대
	치관확장술	K02.2 시멘트질의 우식 K04.00~K04.9 치수 및 근단주위조직의 질환상병
	잠간고정술	S03.20 치아의 아탈구, 측방탈구 S03.21 치아의 함입 또는 탈출 S03.22 치아의 박리(완전탈구) K05.30 만성 단순치주염 K05.31 만성 복합치주염

④ 외과치료

외 과	유치발치	K00.63 잔존 [지속성][탈락성] 유치 K00.68 치아맹출의 기타 명시된 장애 – 선천치, 조기 맹출, 조기 탈락 K02.X 치아우식 상병
	단순발치	K00.XXX~K05.XXX 구강, 침샘 및 치아질환의 상병을 다양하게 적용 가능
	난발치	K00.20 거대치 K00.22 치아의 유착 K00.29 치아의 크기와 형태의 기타 및 상세불명의 이상 K00.44 만곡치(절렬) K03.5 치아의 강직증
	매복치 발치	K01.10 상악 절치의 매복 K01.11 하악 절치의 매복 K01.12 상악 견치의 매복 K01.13 하악 견치의 매복 K01.14 상악 소구치의 매복 K01.15 하악 소구치의 매복 K01.161 상악 제1대구치의 매복 K01.162 상악 제2대구치의 매복 K01.163 상악 제3대구치의 매복 K01.171 하악 제1대구치의 매복 K01.172 하악 제2대구치의 매복 K01.173 하악 제3대구치의 매복 K01.18 과잉매복치
	치조골성형수술	K08.81 불규칙 치조돌기
	구강내소염수술	K04.7 동이 없는 근단 주위 농양 K05.20 동이 없는 잇몸 기원의 치주농양 K12.2 입의 연조직염(봉와직염) 및 농양
	치근단절제술	K04.5 만성 근단치주염 K04.62 구강으로 연결된 동 K04.7 동이 없는 근단 주위 농양 K04.80 근단 및 외측의 치아뿌리낭 K04.81 잔류성 치아뿌리낭 K04.82 염증성 치주의 치아뿌리낭
	발치와재소파술	K10.3 턱의 치조염
	협순소대성형술	Q38.00 이상 입술소대
	설소대성형술	Q38.1 혀유착증
	구강내열상봉합술	S01.51 볼 점막의 열린 상처 S01.52 잇몸의 열린 상처 S01.53 혀와 입바닥의 열린 상처 S01.54 구개의 열린 상처

⑤ 보철치료

보 철	보험틀니	K08.1 사고, 추출 또는 국한성 치주병에 의한 치아 상실
	보험임플란트	K08.1 사고, 추출 또는 국한성 치주병에 의한 치아 상실
	틀니유지관리	Z46.3 치과보철장치의 부착 및 조정
	임플란트주위염	K05.XX 치은염 및 치주질환상병을 적용

⑥ 주요 행위별 고정 상병명

급여 틀니(완전, 부분)	K08.1 사고, 추출 또는 국한성 치주병에 의한 치아 상실
보험임플란트(1, 2, 3단계)	K08.1 사고, 추출 또는 국한성 치주병에 의한 치아 상실
틀니 유지관리	Z46.3 치과보철장치의 부착 및 조정
임플란트주위염	K05.XX 치은염 및 치주질환상병을 적용
보철물 재부착 임플란트 홀 충전	T85.6 치과보철물의 파절 및 상실
발치와재소파	K10.3 턱의 치조염
치면열구전색	Z29.8 기타 명시된 예방적 조치
지각과민처치 (가, 나)	K03.10 치아의 쐐기결손 K03.11 치아의 습관성 마모 K03.80 민감상아질
치주소파술 치은박리소파술	K05.30 만성 단순치주염 K05.31 만성 복합치주염
구강내소염수술 (가, 나)	K04.7 동이 없는 근단 주위 농양 K05.20 동이 없는 잇몸기원의 치주농양
임플란트제거술(단순)	K05.30 만성 단순치주염 K05.31 만성 복합치주염
임플란트제거술(복잡)	T85.6 치과보철물의 파절 및 상실 Z96.5 치근 및 하악골 삽입물의 존재 S04.3 삼차신경의 손상
치아재식술	S03.22 완전탈구 K04.5 만성 근단성 치주염
탈구치아정복술	S03.20 치아의 아탈구, 측방탈구 S03.21 치아의 합입 또는 정출

05 행위 산정의 기준

(1) 행위 적용기준

① 1구강당 : 1구강 1회

ⓐ 영구치

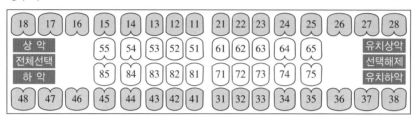

ⓑ 유 치

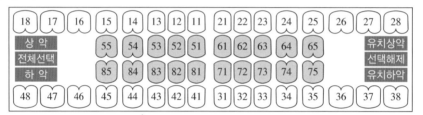

② 1악당 : 상악, 하악으로 각각 1회

ⓐ 영구치 상악

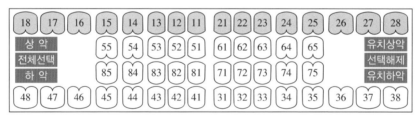

ⓑ 영구치 하악

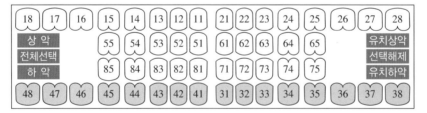

ⓒ 유치 상악

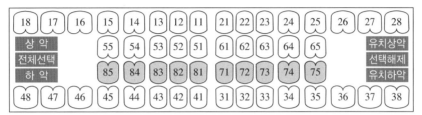

ⓔ 유치 하악

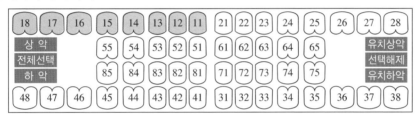

③ 1/2악당 : 상악 우·좌측, 하악 우·좌측 각각 1회

㉠ 영구치 상악 우측

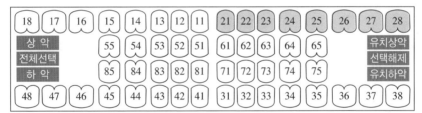

㉡ 영구치 상악 좌측

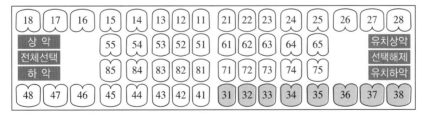

㉢ 영구치 하악 좌측

ⓔ 영구치 하악 우측

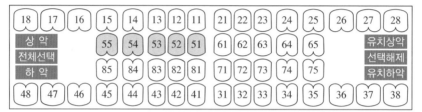

ⓜ 유치 상악 우측

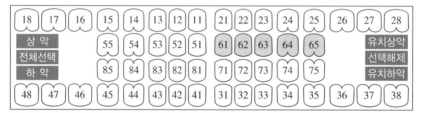

ⓗ 유치 상악 좌측

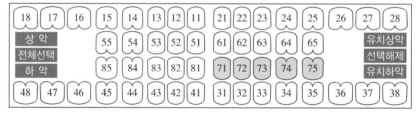

ⓢ 유치 하악 좌측

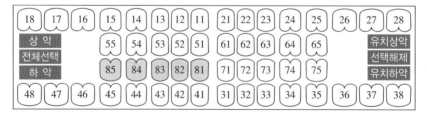

ⓞ 유치 하악 우측

④ 1/3악당

㉠ 영구치 상악 우측 구치부

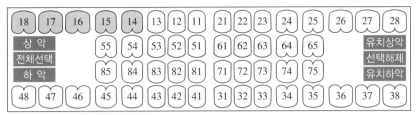

㉡ 영구치 상악 전치부

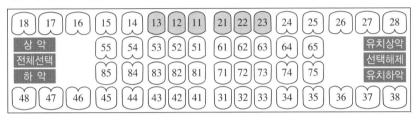

㉢ 영구치 상악 좌측 구치부

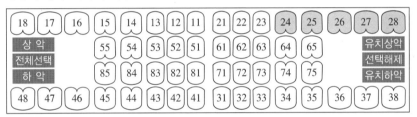

㉣ 영구치 하악 좌측 구치부

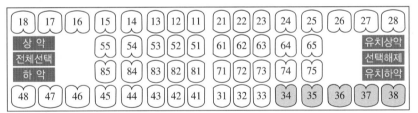

㉤ 영구치 하악 전치부

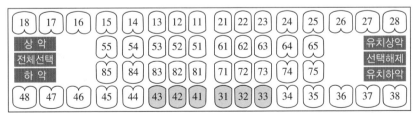

ⓗ 영구치 하악 우측 구치부

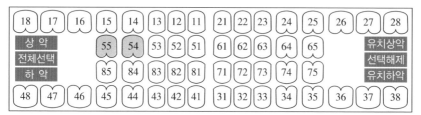

ⓢ 유치 상악 우측 구치부

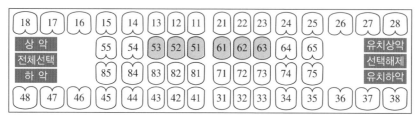

◎ 유치 상악 전치부

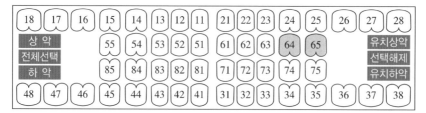

ⓩ 유치 상악 좌측 구치부

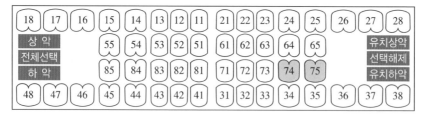

ⓒ 유치 하악 좌측 구치부

ⓚ 유치 하악 전치부

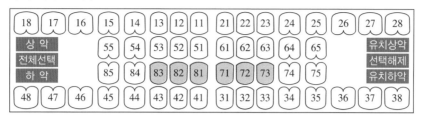

ⓔ 유치 하악 우측 구치부

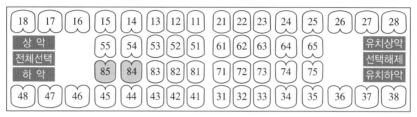

⑤ 1치아당

ⓖ 영구치 1치아 산정 : 횟수 1 적용

ⓛ 영구치 1치아와 유치 1치아 동시 산정 : 횟수 2 적용

ⓒ 유치 1치아 산정 : 횟수 1 적용

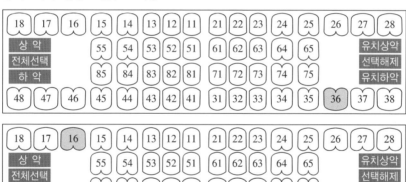

⑥ 1근관당 : 치아의 (실제)치근관 수마다 1회

상악 우측 절치 : 1근관으로 횟수 1회 적용	하악 우측 제1대구치 : 평균 2~4근관으로 횟수 2~4회 적용	상악 우측 제1대구치 : 평균 3~4근관으로 횟수 3~4회 적용

(2) 횟수 산정기준

① 200% 산정 : 횟수 2로 산정

② 100% 산정 : 횟수 1로 산정

③ 50% 산정 : 횟수 0.5로 산정

④ 높은 수가 100%, 낮은 수가 50% : 행위료 비교를 통해 높은 수가 횟수 1, 낮은 수가 횟수 0.5로 산정

02 치과건강보험청구 진료항목 산정기준

01 진단 및 검사

(1) 외래 진찰료 산정기준(분류번호 : 가-1)

① 초진 진찰료

코 드	분 류	상대가치점수	2024년 수가
AA100	(5) 치과의원, 보건의료원 내 치과	166.59	15,990원
AA109	(6) 치과병원, 병원·요양병원·한방병원 내 치과	179.23	17,210원

ⓐ 해당 상병으로 동일 의료기관의 동일 진료과목 의사에게 진료를 받은 적이 없는 환자

ⓑ 해당 상병의 치료가 종결된 후 30일 이후에 내원한 환자

ⓒ 초진으로 산정되는 경우

- 비급여진료 시행 30일 이후 보험진료 시행 시 초진
- 치주 및 턱관절 환자(치료의 종결 여부 불분명)는 치료 종결 후 90일 이후 내원 시 초진
- 구강검진 시행 30일 이후 내원 시 초진
- 해당 상병의 진료 종결 후 재발하여 내원했을 때 30일 이후 내원 시 초진

② 재진 진찰료

코 드	분 류	상대가치점수	2024년 수가
AA200	(5) 치과의원, 보건의료원 내 치과	110.46	10,600원
AA209	(6) 치과병원, 병원·요양병원·한방병원 내 치과	123.09	11,820원

ⓐ 해당 상병으로 동일 의료기관의 동일 진료과목 의사에게 진료를 받은 적이 있는 환자로 치료 종결 30일 이내에 내원한 환자

ⓑ 이전의 치료에 대한 경과기록이 계속 이어지는 과정의 환자

ⓒ 치료 후 그 상병의 상태를 추적관찰할 필요가 있어 1년 또는 6개월 후 진찰을 받도록 예약한 경우의 환자

③ 기본진찰료만 산정하는 경우(진찰료 100% 산정)

> **참고**
>
> 기본진료비 = 기본진찰료 + 외래관리료
>
> ※ 기본진찰료 : 병원관리료 및 진찰권 발급 등의 비용
> ※ 외래관리료 : 외래환자의 처방 및 조제 등에 소요되는 비용

ⓙ 진찰 및 상담만 한 경우(검사결과 확인을 위한 내원)

ⓛ 처방전만 발행

ⓒ 요양급여비용명세서, 소견서, 촉탁서 등 발행

ⓔ 개폐구검사, 치아동요검사, 치수온도검사

ⓜ 구강건조증의 처치, 구내염에 약물 도포

ⓗ 치은염, 지치주위염, 발치 전 동통 감소를 위한 간단한 구강연조직질환처치

ⓢ 구강안면 저수준 레이저치료

ⓞ 측두하악장애행동요법

ⓩ 본원에서 동일 치아에 시행한 실란트를 2년 이내 재시행한 경우

ⓩ 본원에서 동일 치아에 차-4 지각과민처치(나)를 6개월 이내 재시행한 경우

> **[고 시]**
> 제2000-73호
> 구강건조증처치, 연조직질환처치, 구강 내 캔디다 등 처치, 구내염치료(약물 도포) : 간단한 구강연조직질환의 처치는 기본진료료에 포함되므로 별도 산정하지 아니함

④ 기본 진찰료를 일부 산정하는 경우(진찰료 50% 산정)

ⓙ 건강검진 실시 당일 보험진료를 시행한 경우

ⓛ 환자가 거동이 불가능한 중증질환자로(내원 불가) 환자 가족이 담당의사와 상담, 약제 수령, 처방전 발급 등의 행위가 이루어진 경우

(2) 처방전 발행

① 처방전 발행의 원칙

ⓙ 해당 상병에 적용 가능한 약물 처방

- 치수염 상병에 항생제 처방 지양
- 급성 치주질환 상태인 경우 처치 없이도 처방전 발행이 가능

ⓛ 비급여진료의 처방전은 반드시 비급여로 산정

ⓒ 효능, 효과, 용법, 용량에 맞추어 처방

ⓔ 동일 성분의 약제를 2가지 이상 처방하는 것을 지양

ⓜ 일률적인 항생제 및 소화제의 처방 지양

ⓗ 일률적인 고가 약 처방 지양

ⓢ 저함량 배수처방 조제 지양

ⓞ 같은 효과의 약이면 가능한 저가의 약으로 처방

② 처방전 발행과 관련된 주의사항

ⓙ 처방료는 진찰료에 포함되어 별도 산정되지 않음(약제 처방으로 인해 삭감되는 경우 외래관리료에서 조정)

ⓛ 약국과 병·의원의 처방전 교부번호가 일치

※ 외래관리료 : 외래환자의 처방 및 조제에 소요되는 비용

③ 처방전 재발행과 관련된 사항(2019년 1월 1일 시행)

처방전 분실	사용기간 이내	• 단순한 처방전 분실의 경우 진찰료 산정 불가 • 재발급 사실을 처방전에 표기 • 처방전 교부번호는 종전의 번호를 그대로 사용
	사용기간 이후	• 처방전 재발급을 위해 치과의사의 진찰이 필요하여 새로운 진료로 인해 발생되는 비용으로 진찰료 산정, 본인 부담 있음
약 분실		• 수령한 약제를 분실한 것은 환자의 귀책사유 • 진찰료, 약국에서의 약제료, 조제료 모두 전액 본인부담 • 요양급여비용 청구 불가 • 조제 시 참고사항에 '환자 처방약 분실로 재처방'이라고 기재

(3) 치과 마취료 산정기준(마취료 = 행위료 + 약제료 + 의약품 관리료)

① 침윤마취(dental infiltrative anesthesia, 분류번호 : 바-8)

코 드	분 류	상대가치점수	2024년 수가
L0800	침윤마취	18.4	1,770원

㉠ 대상 치아 : 유치, 영구치 전악 모두

㉡ 행위료 인정기준 : 1/3악당, 치수내마취와 치주인대마취도 침윤마취로 청구

㉢ 침윤마취의 청구방법

침윤마취 청구방법				
마취 행위료 합계	+	마취 약제료	+	의약품 관리료
1/3악 기준		사용한 앰플 수만큼		1일 1회

> **참고**
>
> **의약품 관리료**
> • 병·의원에서 보관하는 약제에 대하여 약제 관리비 명목으로 인정되는 행위료
> • 치과에서는 리도카인 등의 약제 사용 시 산정 가능

② 전달마취(dental block anesthesia, 분류번호 : 바-9)

코 드	분 류	상대가치점수	2024년 수가
L0901	가. 비구개신경블록	47.47	4,560원
L0902	나. 이신경블록	47.47	4,560원
L0903	다. 후상치조신경블록	47.47	4,560원
L0904	라. 안와하신경블록	60.55	5,810원
L0905	마. 하치조신경블록	60.67	5,820원

㉠ 대상 치아 : 유치의 하악 유구치, 영구치 전악 모두 해당

㉡ 행위료 인정기준 : 1/2악당

ⓒ 전달마취의 청구방법

전달마취 청구방법				
마취행위료 합계	+	마취 약제료	+	의약품 관리료
1/2악 기준		사용한 앰플 수만큼		1일 1회

③ 마취행위료의 구분

구 분	부 위
하치조신경	하악 구치부 • 편측 하악치아 • 설신경 • 소구치 전방 협측치은 마취 • 하악 제3대구치 발치 • 통증 감별 진단 등
후상치조신경	상악 구치부 • 상악 제3대구치 발치 • 상악 제1, 2대구치의 근관치료 • 상악 구치부의 치주수술 등
비구개신경	상악 전치부(경구개 전방 1/3) • 상악 정중과잉치 발치 • 상악 전치의 치근단절제술 • 상악 전치의 치주판막소파술 • 상악 전치의 연조직이식술 • 상악 전치부의 외과적 대수술
이신경	하악 전치부 점막 • 하악 전치부 치근단절제술 • 하악 전치부 다수치 시술
안와하신경	상악 • 상악 전방부의 치밀한 구개골이나 염증치료 • 상악 제1대구치의 전방의 다수치나 연조직치료 • 상악 전치부 낭종의 제거

④ 침윤마취와 전달마취의 동시 시행
  ㉠ 동일 부위에 동시 시행 시 주된 마취행위료만 산정
    예 상악 우측 제1대구치에 침윤마취와 전달마취를 동시 시행한 경우 전달마취만 산정
  ㉡ 마취제는 사용한 만큼 모두 산정
    예 앰플 1.5개 사용 시 2로 산정
  ㉢ 동일 부위 기준악을 벗어나 각각 다른 마취 시행 시 마취행위료를 각각 산정
    예 상악 우측 제1대구치에 침윤마취와 하악 우측 제1대구치에 전달마취를 각각 시행한 경우 모두 산정
  ㉣ 마취행위료 가산 적용(신생아 100%, 1세 미만 50%, 1세 이상~6세 미만과 70세 이상 30% 가산)
  ㉤ 하악유구치는 전달마취 산정이 가능(상악유치 + 하악유전치는 침윤마취만 산정이 가능)

⑤ 치과분야 행위 없이 의과분야 행위만 시행 시 치과마취료 인정불가

　㉠ 병리조직검사, 구강내 종양적출술, 창상봉합술, 피판작성술(국소, 피부) 등이 해당

　㉡ 리도카인 앰플과 의약품 관리료는 인정

⑥ 행동조절(아산화질소 흡입, behavior management nitrous-oxide oxygen inhalation sedation, 분류번호 : 차-37)

　㉠ 보험진료를 시행한 시간에만 산정

　㉡ 보험진료 시행시간, N_2O와 O_2 사용량을 차트에 기록

　㉢ 행동조절이 안되는 소아와 장애인에게 산정

　㉣ 행동조절의 청구방법

코 드	분 류	상대가치점수	2024년 수가
U2370	가. 15분까지	230.97	22,170원
U2371	나. 15분 초과~1시간까지 매 15분당	108.17	10,380원
U2372	다. 1시간 초과 시 매 30분당	108.32	10,400원

예 • 30분 행동조절행위료의 청구 : (가) 1회, (나) 1회 산정
　• 60분 행동조절행위료의 청구 : (가) 1회, (나) 3회 산정
　• 120분 행동조절행위료의 청구 : (가) 1회, (나) 3회, (다) 2회 산정

(4) 방사선 촬영 산정기준

① 치근단 촬영(periapical view, 분류번호 : 다-191)

코 드	분 류	상대가치점수	2024년 수가
G9101	가. 1매	46.64	4,480원
G9102	나. 2매(동시 촬영)	73.38	7,040원
G9103	다. 3매(동시 촬영)	106.05	10,180원
G9104	라. 4매(동시 촬영)	118.73	11,400원
G9105	마. 5매 또는 그 이상(동시 촬영)	136.65	13,120원

　㉠ 정의 : 특정 치아와 그 주위의 치조골을 관찰, 가장 널리 사용되는 구내 방사선 촬영방법

　㉡ 적응증

　　• 치아와 치아 주위 조직의 상태 확인

　　• 치아우식증, 치주 상태, 치근단병소검사

　　• 치근의 형태 확인 및 상태검사

　　• 혼합치열기 영구치 맹출 정도의 검사

　　• 근관치료를 위한 근관장측정과 근관치료 전후의 상태검사

　　• 매복치의 상태와 위치검사

　　• 보철물검사

　　• 임플란트치료 전후의 악골 상태 및 임플란트 식립 상태검사

ⓒ 산정기준
- 근관치료 중 각각의 목적으로 시행한 치근단 촬영은 행위료와 재료대(예 필름)를 각각 100% 산정
- 동시 촬영
  - 동일 부위에 동일 목적으로 2매 이상 촬영하는 경우
  - 치근단 촬영판독료는 동시 2~5매 이상의 수가코드 적용
  - 필름재료대는 아날로그 촬영은 사용한 필름 매수대로 산정, 디지털 촬영은 재료대 청구 불가
- 판독소견은 진료기록부에 기재

② 교익 촬영(bitewing view, 분류번호 : 다-195)

코 드	분 류	상대가치점수	2024년 수가
G9501	가. 1매	55.12	5,290원
G9502	나. 2매(동시 촬영)	76.08	7,300원
G9503	다. 3매(동시 촬영)	101.43	9,740원
G9504	라. 4매(동시 촬영)	126.80	12,170원
G9505	마. 5매 이상(동시 촬영)	152.16	14,610원

ⓐ 정의 : 치아의 인접면을 관찰하기 위한 촬영술식, 중심선이 치아의 인접면을 통과하면서 교합면과 평행하게 조사되어 상의 왜곡이 적음
ⓑ 적응증
- 초기 인접면 우식증검사
- 재발 치아우식병소검사
- 치수강검사(크기, 치수석, 치아우식병소의 치수 근접 정도 평가)
- 초기 치주질환 환자의 치조정 및 치석침착검사
- 인접면 충전물 치은염검사

③ 파노라마 촬영(panoramic view, 분류번호 : 다-197)

코 드	분 류	상대가치점수	2024년 수가
G9701	가. 일반 conventional	148.95	14,300원
G9761	나. 특수[악관절, 악골절 단면] special	171.30	16,440원

ⓐ 정의 : 부분적 치근단 촬영만으로 진단이 불충분하거나 소아의 해당 치아가 맹출되는 평균연령을 초과한 경우 등 임상적으로 필요한 경우에 인정
ⓑ 적응증
- 소아의 해당 치아가 맹출되는 평균연령을 초과한 경우
- 전체적인 치주질환자
- 매복치 확인이나 매복치 발치를 위한 경우
- 구내 촬영이 불가능한 경우
- 외상의 진단을 위한 경우

ⓒ 산정기준

- 6세 미만 소아 촬영 시 15% 가산 적용
- 특별한 증상 및 사유, 의학적 근거 없이 6개월 이내에 재촬영한 경우 불인정
- 파노라마와 치근단 동시 촬영 시 상병명과 선택적 실시를 참조하여 인정
- 파노라마 (가) 일반과 파노라마 (나) 특수(악관절촬영) 동시 촬영 시 각각 100% 산정

  ※ 파노라마 (가) 일반 : 치아와 악골 등 구강구조물이 한 장의 평면에 나타나는 파노라마

  ※ 파노라마 (나) 특수(악관절, 악골절단면) : 악골절단면, 악관절, 상악동을 촬영하여 전반적인 평가 시행 시 인정, 좌우 악관절의 폐구·개구 시 촬영하여 총 4개의 상이 보여짐

> **[고 시]**
> 제2016-224호, 2016-12-01 시행
> 파노라마 촬영 급여기준 : 파노라마 촬영은 부분적인 치근단 촬영만으로는 진단이 불충분하거나 소아의 해당 치아가 맹출되는 평균연령을 초과한 경우 등 임상적으로 필요한 경우 인정함

④ CT 촬영(cone beam computed tomography, 분류번호 : 다-245-1)

코 드	분 류	상대가치점수	2024년 수가
HA496	가. 일 반	582.68	55,940원
HA497	나. 3차원 CT, 관절강내조영 촬영	754.72	72,450원

㉠ 정의 : 파노라마[일반] 촬영만으로 진단이 불확실한 경우 식약처 허가사항 범위 내에서 인정

㉡ CT 촬영 가. 일반의 산정기준

- 치아 부위
  - 근관(신경치료의 경우)
    ⓐ 통상적인 근관치료 시 비정상적으로 계속 동통을 호소하는 경우 : 치근의 파절이나 비정상적 근관형태로 추가적 근관치료를 요구하는 경우
    ⓑ 치근단절제 또는 치아재식술을 요하는 경우로 해부학적으로 위험한 상태의 하치조관, 이공, 상악동 부위에 병소가 위치하여 정확한 진단이 필요한 경우
  - 매복치(제3대구치 포함)
    ⓐ 차-41마 (3) 완전매복치발치술과 관련된 완전매복치
    ⓑ 제3대구치는 치근단, 파노라마 촬영 등에서 하치조관 또는 상악동과 치근이 겹쳐 보여 발치의 위험도가 높은 경우
    ⓒ 치아나 치조골의 급성외상에 대한 치아의 합입 등으로 계승치아에 미치는 영향의 진단이 필요한 경우
- 안면 및 두개기저 부위
  - 3치관 크기 이상의 치근낭
  - 타액선결석
  - 임상소견상 수술을 필요로 하는 정도의 상악동염
  - LeFort Ⅰ,Ⅱ,Ⅲ 골절 혹은 협골부 안와의 blow-out 골절, 하악골의 복합·복잡 골절 혹은 하악 과두 골절

- 악안면 기형수술의 전후 평가
- 낭종 또는 염증성질환
- 터키안 내 양성종양, 뇌하수체호르몬 이상 시, empty sella
- 측두하악관절 부위
  - 강직과 감별진단을 요하는 심한 임상적 개구 제한
  - 골 변화를 동반하는 관절염(퇴행성, 류머티스성, 감염성) 및 과두형태의 이상
  - 스플린트 치료에 반응하지 않는 측두하악장애
  - 악관절 수술 전후의 평가
- 부비동 및 측두골
  - 임상소견상 수술을 요할 정도의 부비동염이나 비중격만곡증, 만성 중이염과 진주종 등이 의심될 때
  - 비부비동염, 중이염에서 두개내, 두개외의 합병증 등이 의심될 때
  - 중이(middle ear), 내이(inner ear)나 내이도(internal auditory canal)의 정밀 해부학적 구조 파악이 필수적일 때(혈관성 또는 원인불명의 이명, 원인불명의 청각장애 등)
  - 인공와우 이식술 시행 시
  - 악성종양과 감별을 요하는 종괴성 질환의 진단 시
  - 악성종양의 병기결정 및 추적 검사
  - 수술 또는 치료 후 호전되지 않거나 수술 후 재발 및 심부 합병증이 의심될 때
  - 선천성질환 중 해부학적 구조 확인이 필요한 경우
  - 측두골 외상이 의심될 때
ⓒ CT 촬영 나. 3차원 CT, 관절강 내 조영촬영의 산정기준
- 3차원 CT : 병변 주위를 추가적으로 정밀하게 보기 위해 재구성
  - 안면부 선천적 및 후천적 기형의 치료, 두개안면재건술, 두개부 내의 종양, 악안면부의 양성 및 악성병소, 경추부 외상의 진단 및 치료 평가
  - 근관치료 완료 후 계속적인 동통 호소 시 재근관치료를 위한 경우
  - 매복치 중 과잉치 위치 확인을 위한 경우
ⓔ CT 판독소견서
- 환자의 성명·나이·성별, 검사명, 검사일지, 판독소견, 결론, 판독 일시, 판독의, 요양기관명을 포함해서 기재
- CT는 별도의 판독소견서를 작성하고 비치한 경우 인정(환자치료 전까지 작성하며, 부득이한 경우 심평원 청구 전까지 작성)
- 방사선단순영상진단은 진료기록부, 시술기록지에 기록한 경우 판독소견서로 인정
- 판독서 미작성 시 행위료 70%만 인정(촬영료는 인정), 판독료 30%는 부당청구로 간주

02 보존치료

(1) 보통처치(simple treatment, 분류번호 : 차-1)

코 드	분 류	상대가치점수	2024년 수가
U0010	보통처치	13.24	1,270원

① 적응증

ⓐ 발치를 완료하지 못하고 중단

ⓑ 경조직에 시행하는 간단처치

ⓒ 간단한 치아 삭제

ⓓ 발수 전 치수 일부만 제거

ⓔ 치수강만 개방

ⓕ 치수절단 후 FC 교환

ⓖ ZOE 임시충전

ⓗ 임시수복재의 탈락으로 재충전

ⓘ 공간유지장치(crown & loop or band & loop) 중 일부(loop)만 제거

② 산정기준 : 1치당 1회

> **[예 시]**
> **Q** #21 파절된 법랑질의 날카로운 부위 삭제
> #22 지난번 치수절단 후 FC 교환
> **A** #21, 상병명 : S02.52 법랑질만의 파절, 보통처치, 횟수 : 1
> #22, 상병명 : K04.00 비가역적 치수염, 보통처치, 횟수 : 1로 각각 산정한다.

③ 유의사항

ⓐ 함께 산정할 수 없는 항목 : 사용한 재료대의 별도 산정 불가

ⓑ 함께 산정할 수 있는 항목 : 마취, 방사선, 투약은 사용 시 산정 가능

④ 관련 고시

> **[고 시]**
> **제2007-46호, 2007-06-01 시행**
> 방사선 촬영 없이 시행한 근관치료 수기료 산정방법 : 근관치료는 근관장측정검사만으로 근관의 길이, 치근의 병변 및 해부학적 치근의 형태 등을 예측할 수 없으므로 방사선 촬영으로 근단의 병소나 근관의 상태 등을 확인해야 함. 따라서 근관장측정검사의 유무를 불문하고 치수치료 중 X-ray 촬영 없이 실시한 근관치료(발수, 근관세척, 근관확대, 근관충전)은 차-1 보통처치로 산정함

(2) 치아진정처치(dental sedative filling, 분류번호 : 차-1-1)

코 드	분 류	상대가치점수	2024년 수가
U0011	치아진정처치	19.08	1,830원

① **적응증** : 당일 우식 상아질 제거 및 당일 와동형성 완료 후 영구충전을 할 수 없는 경우(초기 우식증 상병, 임시충전재(ZOE, IRM 등)를 충전하여 치아를 진정시킴)

② **산정기준** : 1치당 1회

③ **유의사항**

    ㉠ 함께 산정할 수 없는 항목 : 사용한 재료대의 별도 산정 불가

    ㉡ 함께 산정할 수 있는 항목 : 마취, 방사선, 투약은 사용 시 산정 가능

④ **조정항목**

    ㉠ 영구충전 당일 실시한 진정처치는 산정 불가

    ㉡ 비급여진료(인레이 등)의 전치료로는 산정 불가

(3) 치수복조(pulp capping, 분류번호 : 차-2)

코 드	분 류	상대가치점수	2024년 수가
U0020	치수복조	28.42	2,730원

① **적응증** : 직접치수복조와 간접치수복조는 모두 치수복조 청구에 해당함(Dycal 등 사용)

> **참 고**
> - 직접치수복조(direct pulp caping) : 치수노출범위가 좁아 치수생활력의 유지 가능성이 있을 때
> - 간접치수복조(indirect pulp caping) : 육안으로 치수노출 확인이 안 되었으나 치수보호가 필요한 때

② **산정기준** : 1치당 1회

③ **유의사항**

    ㉠ 함께 산정할 수 없는 항목 : 사용한 재료대의 별도 산정 불가

    ㉡ 함께 산정할 수 있는 항목 : 마취, 방사선, 투약은 사용 시 산정 가능

④ **조정항목**

    ㉠ 영구충전 당일 실시한 치수복조는 산정 불가

    ㉡ 비급여진료(인레이 등)의 전치료로는 산정 불가

⑤ **관련 고시**

> **[고 시]**
> 제2000-73호, 2001-01-01 시행
> 차-13 충전 당일에 실시한 치수복조의 인정 여부 : 차-2 치수복조는 치수에 근접된 깊은 우식을 제거하고 상아질 형성을 유도하는 것으로 치수복조처치에 대한 경과 관찰 후 차-13 충전을 행하게 되므로 차-13 충전 당일 치수복조는 인정하지 아니함

(4) 지각과민처치(desensitizing treatment, 분류번호 : 차-4)

코 드	분 류	상대가치점수	2024년 수가
U0041	가. 약물도포, 이온도입법의 경우(topical application, ionotophoresis)	14.96	1,440원
UX001	나. 레이저치료, 상아질 접착제 도포의 경우 (laser treatment, dentin adhesive application)	36.00	3,460원

① 적응증

    ㉠ 외부 자극에 의한 치아의 반응이 민감성을 나타나는 경우(정상 범주 이상)

    ㉡ 약물도포법과 이온도포법으로 나눠서 산정

② 산정기준

    ㉠ 지각과민처치(가)

- 약물도포 및 이온도입법
- 1일 6치까지 인정(최대 6회)
- 횟수의 증가 : 1회 → 2회 → 3회 → 4회 → 5회 → 6회
- 얼마 간의 주기 후 동일 치아 산정은 2~3회 인정

> **참고**
>
> **지각과민처치(가)의 약물도포 및 이온도포법의 약제**
> - 재료대 별도 산정 불가, 재료대 구입신고를 하지 않음
> - 약물도포 : Gluma, MS coat, Superseal, 불소이온도포 등

    ㉡ 지각과민처치(나)

- 레이저치료(의료장비 신고 후), 상아질 접착제 도포
- 1일 6치까지 인정(최대 2회)
- 횟수의 증가 : 1.0회 → 1.2회 → 1.4회 → 1.6회 → 1.8회 → 2.0회
- 6개월 이내 동일 치아 산정은 인정 불가, 진찰료만 산정, 내역설명 필수

> **참고**
>
> **지각과민처치(나)의 사용 장비 및 사용 약제**
> - 지각과민증의 치료를 목적으로 허가받은 레이저와 상아질 접착제(dentin adhesive application)를 사용하는 경우
> - 재료대는 별도 산정 불가, 재료대 구입신고를 하지 않음, 거래명세서는 보관
>   - 예) Clearfil SE Bond(Kuraray) / 일본
>   Bis Block(Bisco) / 미국
>   Systemp Desensitizer(Vivadent) / 미국
>   Hybrid Coat(Sun Medical) / 일본
>   Gluma Self Etch Bottle Assortment(Heraeus Kulzer) / 독일
>   Gluma® 2 Bond(Heraeus Kulzer) / 독일
>   Gluma Bond Universal(Heraeus Kulzer) / 독일
>   Adper™ Easy Bond Self Etch Adhesive(3M) / 미국
>   Adper Single Bond 2 (3M) / 미국
>   G-premio BOND(GC) / 일본

레이저 산정 관련 내용
• SD-201B
　- 이오니아 → 티엠씨 레이저(회사 변경)

③ 유의사항

　㉠ 함께 산정할 수 없는 항목 : 사용한 재료대의 별도 산정 불가

　㉡ 함께 산정할 수 있는 항목 : 마취, 방사선, 투약은 사용 시 산정 가능

④ 조정항목

　㉠ 충전 및 보철과정 중 시행한 지각과민처치는 산정 불가

　㉡ 치주치료 시의 일률적인 산정은 인정 불가

[예 시]

Q 동일 치아에 2가지 이상의 지각과민처치(가 + 나)를 동시 시행하면?
A 주된 처치 1종만 산정하고 인정(지각과민처치(나)만 산정)

Q 동일 치아에 지각과민처치(가) 시행 후 일주일 뒤 지각과민처치(가)를 시행하면?
A 지각과민처치(가) 각각 인정(내역설명에 재료 기재)

Q 동일 치아에 지각과민처치(나) 시행 후 일주일 뒤 지각과민처치(가)를 시행하면?
A 지각과민처치(나) 인정, 일주일 뒤는 진찰료만 산정

Q 동일 치아에 지각과민처치(가) 시행 후 일주일 뒤 지각과민처치(나)를 시행하면?
A 지각과민처치(가) 인정, 일주일 뒤 지각과민처치(나) 인정

Q 충전처치와 지각과민처치, 치주처치(치주치료 관련 처치)와 지각과민처치, 보철치료와 지각과민처치를 동시 시행하면?
A 지각과민처치는 산정 불가

---

⑤ 관련 고시

(5) 치관수복물 또는 보철물의 제거(removal of restoration, 분류번호 : 차-19)

코 드	분 류	상대가치점수	2024년 수가
U2241	가. 간단한 것(simple)	15.09	1,450원
U2242	나. 복잡한 것(complicated)	75.61	7,260원

① 정의 및 적응증 : 치아에 장착된 충전물이나 보철물 제거
② 산정기준
　㉠ 1치당
　　• 가. 간단한 것 : 아말감, 복합레진, SP crown 등
　　• 나. 복잡한 것 : casting crown, inlay, onlay, bridge 등
③ 유의사항 : 발치치아의 단관(single crown)은 보철물 제거비용 별도 산정 불가. 단, 보철물 제거 후
　상태확인한 이후 발치가 순차적으로 이루어지면 각각 산정 가능

④ 조정항목

　　㉠ 지대치와 지대치 사이의 pontic은 1개의 치아로 산정

　　㉡ 지대치와 지대치 사이의 연속된 pontic은 1개의 치아로 산정

　　㉢ 가. 간단한 것과 나. 복잡한 것의 동시 시행 시 나. 복잡한 것만 청구

　　㉣ 치관수복물의 제거 + 근관 내 기존 충전물 제거 동시 시행 시 각각 100% 산정

　　㉤ 치관수복물의 제거(100%) + 금속재 포스트 제거(100%) + 근관 내 기존 충전물 제거(50%)으로 산정

⑤ 관련 고시

[고 시]

제2020-84호, 2020-05-01 시행

재충전 등을 위해 충전물 제거 시 수기료 산정방법 : 재충전 등을 위하여 기존 충전물(아말감, 복합레진, 글래스아이오노머 시멘트, 광중합형 복합레진 등)을 제거할 경우의 수기료는 차-19 치관수복물 또는 보철물의 제거 '주'에 의거 소정 금액을 산정함

[고 시]

제2020-19호, 2020-02-01 시행

차-41 발치술[1치당]과 동시에 실시된 차-19 치관수복물 또는 보철물의 제거[1치당] 급여기준 : 차-41 발치술[1치당]과 동시에 실시된 차-19 치관수복물 또는 보철물의 제거[1치당]은 별도로 인정하지 아니함. 다만, 수복물 및 보철물을 제거하여 상태를 확인한 이후 발치가 순차적으로 이루어진 경우에는 각각의 소정 점수를 산정함

[고 시]

제2020-19호, 2020-02-01 시행

차-19 치관수복물 또는 보철물의 제거[1치당] 후 처-2 금속재 포스트 제거[1근관당]와 차-19-1 근관 내 기존 충전물 제거[1근관당]의 수가산정방법 : 재근관치료를 위하여 차-19 치관수복물 또는 보철물의 제거[1치당] 후 처-2 금속재 포스트 제거[1근관당]와 차-19-1 근관 내 기존 충전물 제거[1근관당]를 각각 실시한 경우, 차-19 치관수복물 또는 보철물의 제거[1치당]와 처-2 금속재 포스트 제거[1근관당]는 각각 소정 점수의 100%를 산정하고, 차-19-1 근관 내 기존 충전물 제거[1근관당]는 소정 점수의 50%를 산정함

---

(6) 보철물 재부착(recementation, 분류번호 : 차-20)

코 드	분 류	상대가치점수	2024년 수가
U0220	보철물 재부착	28.87	2,770원

① 정의 및 적응증 : 장착된 보철물이 탈락되어 재부착

② 산정기준 : 1치당 1회

③ 유의사항

　• 함께 산정할 수 없는 항목 : 재료대(사용한 시멘트)

　• 지정상병명 T85.6 치과보철물의 파절 및 상실

④ 조정항목

    ㉠ bridge의 경우 지대치에 한정하여 산정(pontic 해당 없음)

    ㉡ 임시 치아의 부착은 급여 산정 불가

    ㉢ 치과임플란트는 완료 후 3개월 이후에 시행하는 보철물 재부착은 산정 가능(급여임플란트 완료 후 3개월 이내 보철물 재부착은 임플란트 유지관리로 산정 가능)

⑤ 관련 고시

> **[고 시]**
> 제2014-100호, 2014-07-01 시행
> 치과임플란트 치아에 보철물(크라운) 재부착 : 치과임플란트 치아의 보철물을 재부착하는 경우에는 차-20 보철물 재부착[1치당]의 소정 점수에 포함됨

(7) 치아파절편 제거(removal of fractured tooth fragment, 분류번호 : 차-1-2)

코 드	분 류	상대가치점수	2024년 수가
U0012	치아파절편 제거	12.49	1,200원

① 정의 및 적응증 : 치은연하파절 시 치아는 파절되어 분리되어 있으나 치근의 일부가 잇몸에 붙어 있는 경우 파절된 부위만 제거

② 산정기준 : 1치당 1회

③ 유의사항

    • 함께 산정할 수 있는 항목 : 마취, 방사선, 남아 있는 치아의 근관치료 시 100% 산정 가능

(8) 교합조정술(occlusal adjustment, 분류번호 : 차-29)

코 드	분 류	상대가치점수	2024년 수가
U2290	교합조정술	45.44	4,360원

① 적응증 : 외상성 교합, 치아의 조기 접촉, 교두간섭, 기능부전에 의한 통증, 치주지지의 심한 손실 시 교합면의 선택적 삭제 및 재형성을 통해 치주조직에 유리한 기능적 관계 설정

② 산정기준 : 1치당 1회, 1일 최대 4치

③ 유의사항 : 교합지 사용 필요(진료기록부에 기재)(내역설명 기재)

④ 조정항목

    ㉠ 동일 부위 치주치료(치석제거 등) 동시 시행 시 각각 100% 산정

    ㉡ 보철물 장착 후 교합조정술 시행은 별도 산정 불가

⑤ 관련 고시

> **[고 시]**
> 제2020-19호, 2020-02-01 시행
> 동일 치아에 충전처치 또는 치수치료와 동시 실시한 차-29 교합조정술 인정 여부 : 동일 치아에 충전처치 또는 치수치료와 동시 실시한 차-29 교합조정술은 주된 처치료에 포함되므로 별도 인정하지 아니함

(9) 러버댐 장착(rubber dam, 분류번호 : 차-14)

코 드	분 류	상대가치점수	2024년 수가
U0140	러버댐 장착	30.59	2,940원

① 적응증

　㉠ 보존치료 시 구강 내 타액 조절

　㉡ 근관치료 시 구강 내 세균에 의한 근관 내 감염 예방

　㉢ 기구나 재료의 식도 또는 기도 내 흡입 방지

② 산정기준 : 1악당 1회

③ 유의사항

　㉠ 함께 산정할 수 없는 항목 : 사용한 재료대의 별도 산정 불가

　㉡ 함께 산정할 수 있는 항목 : 충전, 즉일충전처치, 치수절단, 발수, 근관확대, 근관세척, 근관충전,
　　당일발수근충 시행 시 동시 산정 가능

④ 조정항목

　㉠ 분할 사용 및 소독 후 재사용은 산정 불가

　㉡ 상악 및 하악 동시 시행 시 각각 산정

[예 시]

Q #16 즉일충전처치와 러버댐, #47 근관세척과 러버댐

A #16, K02.1 상아질의 우식, 즉일충전처치 횟수 : 1 + 러버댐 횟수 : 1

　#47, K04.01 비가역적치수염, 근관세척 횟수 : 3(3근관) + 러버댐 횟수 : 1

(10) 즉일충전처치(treatment for one visit filling, 분류번호 : 차-6) : 즉일충전처치(치아당) + 충전료(면당) + 재료대

코 드	분 류	상대가치점수	2024년 수가
U0060	즉일충전처치	118.27	11,350원

① 적응증 : 1일에 경조직처치(치수절단, 발수 등 제외)와 와동형성을 완료 후 충전
② 산정기준 : 1치당 1회
③ 유의사항
  ㉠ 함께 산정할 수 없는 항목 : 치수복조, 와동형성에 따른 약제 및 재료비
  ㉡ 함께 산정할 수 있는 항목 : 마취, 방사선, 러버댐, 충전물 연마 산정 가능
④ 조정항목
  ㉠ 즉일충전처치한 치아의 재충전 산정기준
    • 아말감, 글래스아이오노머류

구 분	진찰료	행위료		재료대 (캡슐형 아말감, GI(자가중합))
즉처완료 30일 이내	재진 100%	와동형성 50%	충전 50%	100%
즉처완료 30일 이후	초진 100%	즉일충전처치 100%	충전 100%	100%

    • 자가중합형 복합레진(clearfil F2)

구 분	진찰료	행위료		재료대 (clearfil F2)
즉처완료 90일 이내	초/재진 100%	와동형성 50%	충전 50%	100%
즉처완료 90일 이후	초진 100%	즉일충전처치 100%	충전 100%	100%

  ㉡ 당일 동일 치아에 교합면과 치경부 충전을 각각하는 경우 즉일충전처치 1회만 산정
  ㉢ 즉일충전처치의 재료대 산정기준
    • 면당 : 복합레진(clearfil F2)
    • 치아당 : glass ionomer, miracle mix, ketac-silver 등
    • 치아당 : 아말감 캡슐(2020년 1월 1일~)

(11) 충전(filling, 분류번호 : 차-13) : 와동형성료(면당) + 충전료(면당) + 재료대

코 드	분 류		상대가치점수	2024년 수가
U0131	가. 아말감 충전(amalgam filling)	1면	39.15	3,760원
U0132		2면	61.11	5,870원
U0133		3면	80.98	7,770원
U0134		4면 이상	103.13	9,900원
U0135	나. 복합레진충전(glass ionomer cement(Ⅱ) 충전 포함, composite resin filling)	1면	99.66	9,280원
U0136		2면	129.66	12,450원
U0137		3면	150.86	14,480원
U0138		4면 이상	202.03	19,390원

① 적응증 : 전처치로 진정처치, 보통처치, 치수복조, 치수절단, 당일발수근충, 근관충전 등 시행 후 충전하는 경우, 임플란트 보철물의 교합면 나사삽입구 재충전

② 산정기준 : 치면 수대로 산정(와동형성료)

참고

구치부의 면수
- 1면 : mesial, distal, occlusal, buccal(facial, labial), lingual(palatal)의 5면 중 1면에 국한된 와동
- 2면 : 근심면, 원심면, 교합면, 협설면, 구개면 중 2개의 면에 걸친 와동

[BO]   [LO]   [MO]   [O&B]

- 3면 : 5가지면 중 3면에 걸친 와동

[MOD]   [MLB]   [DLB]

- 4면 이상 : 5가지면 중 4면 이상에 걸친 와동

[MO&DO]   [MO&DOL]   [MODB]

전치부의 면수

- 1면 : buccal, lingual, mesial, distal, incisal의 5면 중 1면에 국한된 와동
- 2면 : 순면, 설면, 근심면, 원심면, 절단면 중 2면에 국한된 와동

[MB]   [ML]

- 3면 : 수복될 부분이 위의 5면 중 3면에 국한된 와동

[MIL]   [MLB]   [DLB]

- 4면 이상 : 위의 5면 중 4개 이상의 면을 포함하는 와동

[MLB&DLB]   [ML&DL]

※ 같은 치아에 2개 이상의 와동이 따로 존재하는 경우, 이를 각각 산정한다.
　예 DOP(2-3)와 MO(2-2) cavity = 3면 + 2면 와동 → 4면 이상
　　단, 같은 면에 1면이 2개 이상 위치하면 1면을 청구한다.

③ 유의사항

　㉠ 함께 산정할 수 없는 항목 : 충전 당일 실시한 보통처치, 치아진정처치

　㉡ 함께 산정할 수 있는 항목 : 마취, 방사선, 투약, 러버댐, 충전물 연마는 사용 시 산정 가능

④ 조정항목

　㉠ 충전처치한 치아의 재충전 산정기준

　　• 아말감, 글래스아이오노머류

구 분	진찰료	행위료		재료대
충전 후 30일 이내	재진 100%	와동형성 50%	충전 50%	100%
충전 후 30일 이후	초진 100%	즉일충전처치 100%	충전 100%	100%

　　• 자가중합형 복합레진(clearfil F2)

구 분	진찰료	행위료		재료대
충전 후 90일 이내	초/재진 100%	와동형성 50%	충전 50%	100%
충전 후 90일 이후	초진 100%	즉일충전처치 100%	충전 100%	100%

ⓛ 충전처치의 재료대 산정기준
- 면당 : 복합레진(clearfil F2)
- 치아당 : glass ionomer, miracle mix, ketac-silver 등
- 치아당 : 아말감 캡슐(2020년 1월 1일~)

> **참고**
>
> **금속강화형 시멘트** : 영구치의 지대축조, 유치의 즉일충전처치 및 충전에 산정
> 예 miracle mix, ketac-silver, alpha-silver, riva-silver 등

ⓒ 충전료의 산정
- 아말감 충전료 : 아말감, 미라클, 케탁실버 등
- 복합레진 충전료 : 복합레진, 글래스아이오노머, 케탁몰라, 케탁필 등

⑤ 관련 고시

> **[고 시]**
> 제2007-46호, 2007-06-01 시행
> 충전 당일에 실시한 보통처치 인정 여부 : 차-13 충전 당일에 실시한 차-1 보통처치는 차-13 충전에
> 포함되므로 별도 인정하지 아니함

> **[고 시]**
> 제2016-30호, 2016-03-01 시행
> 금속강화형 시멘트의 급여기준 및 수기료 산정방법 : 금속강화형 시멘트는 지대치축조형 및 유치충전용으
> 로 사용 시 인정하며, 해당 수기료는 차-13가 아말감 충전으로 산정함

> **[고 시]**
> 제2020-84호, 2020-05-01 시행
> 충전 후 동일 치아에 재충전 시 급여기준
> - 차-13가 아말감 충전을 실시한 후 1개월 이내에 재충전을 실시한 경우 차-13가 아말감 충전 소정 점수의
>   50%와 차-15 와동형성 소정 점수의 50%를 인정하고 치료재료는 별도 산정함
> - 차-13나 복합레진 충전을 실시한 후 3개월 이내(글래스아이오노머 시멘트의 경우 1개월 이내)에 재충전
>   을 실시한 경우 차-13나 복합레진 충전 소정 점수의 50%와 차-15 와동형성 소정 점수의 50%를 인정하고
>   치료재료는 별도 산정함

> **[고 시]**
> 제2014-100호, 2014-07-01 시행
> 치과임플란트 치아에 보철물의 교합면 나사 삽입구 재충전 : 치과임플란트 치아 보철물의 교합면 나사
> 삽입구 재충전을 하는 수기료는 차-15 와동형성료(면당), 차-13 충전(면당), 차-13-2 충전물연마(치당)의
> 소정 점수를 각각 산정함

(12) 광중합형 복합레진충전(light curing composite resin restoration, 분류번호 : 차-13)
※ 2020년 5월 1일부터 적용

코 드	분 류		상대가치점수	2024년 수가
U0239	다. 광중합형 복합레진충전	1면	726.63	69,760원
U0240		2면	786.77	75,530원
U0241		3면 이상	846.92	81,300원

① 적응증
    ㉠ 5세 이상 12세 이하의 치아우식증에 이환된 전체 영구치에 적용
    ㉡ 제3대구치 제외
    ㉢ 치수병변이 없는 치아우식증(치아우식 관련 상병)

② 산정기준
    ㉠ 치면수대로 산정
    ㉡ 1일 최대 4치까지 적용
    ㉢ 구강건강 상태 등의 사유로 전신마취 또는 진정요법 이용한 행동조절 시행 후 1일 최대 인정 치아 수 초과 실시 시, 특정내역에 의사소견서 첨부하여 제출하면 급여 적용 가능

③ 유의사항
    ㉠ 함께 산정할 수 없는 항목 : 전처치 및 약제, 충전재료 비용, 러버댐 별도 산정 불가
    ㉡ 함께 산정할 수 있는 항목 : 마취, 방사선, 투약, 기존 수복물 제거는 사용 시 산정 가능
    ㉢ 청구 시 줄번호 단위 특정내역 구분코드 JX999(기타 내역)에 와동급수와 충전면수 기재

④ 조정항목
    ㉠ 광중합기 신고 필요
    ㉡ 접착 전처치 및 약제, 재료비용과 러버댐 장착, 즉일충전처치(치수복조, 와동형성 포함), 충전물연마, 충전재료, 교합조정 및 외형 마무리의 행위가 포함된 수가
    ㉢ 동일 치아에 2면 이상 치아우식으로, 서로 다른 날에 광중합형 복합레진충전 시 치료가 종료되는 시점에 각 면수를 합산하여 1회 인정
    ㉣ 광중합형 복합레진충전은 동일 치아에 6개월 이내 재충전 시 50% 산정
    ㉤ 우식증이 있는 치아에 보철을 목적으로 광중합형 복합레진충전을 실시하면 비급여로 산정
    ㉥ 치아우식증 상병만 적용 가능(치수염, 치아의 마모, 침식, 파절 상병은 비급여)
    ㉦ 선천적 영구치가 결손된 유치는 급여대상에서 제외
    ㉧ 5세 미만 아동 중 성장발육속도가 빨라 맹출된 영구치에 대해 처치 시 영상자료 등 증빙자료 첨부 및 제출 필요
    ㉨ 치수병변치료가 완료되었거나 광중합형 복합레진충전 당일 시행한 치아는 비급여대상(치수복조, 치아 진정처치 등 전처치를 시행하고 차회 충전으로 '광중합형 복합레진충전' 산정 불가)

ⓩ 광중합형 복합레진충전 당일 동일 치아에 타 충전과 동시 시행 시 광중합형 복합레진만 100% 산정(병변의 위치상 불가하면 의사소견서 제출 후 광중합형 복합레진 100%, 타 충전 50% 산정)

㉠ 광중합형 복합레진충전 당일 동일 치아에 치면열구전색술 동시 시행 시 광중합형 복합레진 100%, 치면열구전색술 50% 산정

㉤ 치아홈메우기 : 치아홈메우기를 시행한 치아에 우식증이 발생하여 전색제 제거 후 광중합형 복합레진충전을 실시한 경우라도 차-13다 광중합형 복합레진충전 비용만 산정하고, 전색제 제거 비용은 별도 산정 불가

㉵ 보험청구 시 와동급수와 면수를 특정내역(구분코드 JX999(기타 내역))에 표기 필수

⑤ 특정내역 구분코드 JX999 작성요령

㉠ 기재형식 및 설명

구분코드	특정내역	특정내역 기재형식	기재방법
JX999	기타 내역	X(700)	와동급수/충전 면수

㉡ 기재요령

구 분	①	②	③
기재방법	와동급수	/	충전 면수
주의사항	숫자(1자리)	반드시 기재	숫자(1자리)

※ 반드시 왼쪽의 첫 칸부터 붙여서 기재

㉢ 특정내역 기재(예 2급 와동, 3면 충전일 경우)

특정내역(JX999) 기재					청구유형
①	②	③	④	⑤	
2	/	3			올바른 기재
	2	/	3		잘못된 기재
2	/		3		잘못된 기재
2	3				잘못된 기재
3	/	2			잘못된 기재
2	급	/	3	면	잘못된 기재

와동의 급수(GV Black's 분류)

1급 와동	• 구치 교합면에 형성된 와동(소와와 열구 포함) • 구치의 협면 또는 설면 2/3에 형성된 와동 • 전치 설면에 형성된 와동
2급 와동	• 구치 인접면을 포함한 와동
3급 와동	• 전치 인접면을 포함한 와동(절단연 미포함)
4급 와동	• 전치 인접면을 포함한 와동(절단연 포함)
5급 이동	• 모든 치아의 치경 1/3 부위에 형성된 와동
6급 와동	• 전치의 절단연 또는 구치의 교두부위 와동

1급	2급	3급	4급	5급	6급

⑥ 관련 고시

[고 시]

제2020-84호, 2020-05-01 시행

충전 후 동일 치아에 재충전 시 급여기준 : 차-13다 광중합형 복합레진충전을 실시한 후 6개월 이내에 재충전을 실시한 경우 소정 점수의 50%를 인정함

[고 시]

제2020-84호, 2020-05-01 시행

차-13다 광중합형 복합레진충전의 급여기준 : 차-13다 광중합형 복합레진충전은 충전 당일 치아 경조직처치(치수절단, 발수 등 제외)와 와동형성 완료 후 실시한 경우에 다음과 같이 요양급여를 인정하며, 그 외에는 비급여함

-다 음-

가. 급여대상 : 5세 이상~12세 이하 아동(단, 5세 미만 아동의 맹출된 영구치에 대하여 충전을 시행한 경우에는 요양급여비용 청구 시 영상자료 등 증빙자료를 첨부하여 제출토록 함)

나. 급여범위 : 치수병변이 없는 치아우식증에 이환된 영구치(제3대구치는 제외)

다. 산정 횟수 : 1일 최대 4치까지 인정(단, 환자의 구강건강 상태, 치료순응도, 장애 등을 고려하여 전신마취 또는 진정요법을 이용한 행동조절 시행 후 1일 최대 인정 치아 수를 초과하여 충전을 실시한 경우에는 요양급여비용 청구 시 의사소견서를 첨부하여 제출토록 함)

제2020-84호, 2020-05-01 시행

광중합형 복합레진충전 전후 1개월 이내 동일 치아에 시행된 타 처치 인정 여부 : 차-13다 광중합형 복합레진충전은 접착 전 처치 및 약제, 재료비용과 러버댐 장착, 즉일충전처치, 충전물연마, 충전재료, 교합조정 및 외형 마무리 등의 비용이 포함되어 있어 충전을 목적으로 광중합형 복합레진충전 전후(당일 포함) 1개월 이내에 동일 치아에 광중합형 복합레진충전 비용에 포함된 행위를 실시한 경우 별도로 인정하지 아니함

[고 시]
제2020-84호, 2020-05-01 시행

광중합형 복합레진충전 당일 동일 치아에 동시 시행된 타 충전 인정 여부 : 차-13다 광중합형 복합레진충전 당일 동일 치아에 타 충전이 동시에 시행된 경우에는 광중합형 복합레진충전의 소정 점수만 인정함(단, 병변의 위치 등으로 불가피하게 타 충전을 동시에 시행하여 요양급여비용 청구 시 타 충전 사유를 명시한 의사소견서를 제출한 경우 광중합형 복합레진충전 소정 점수의 100%와 타 충전 소정 점수의 50%를 인정함)

[고 시]
제2020-84호, 2020-05-01 시행

광중합형 복합레진충전 당일 동일 치아에 치면열구전색술 동시 시행 시 인정 여부 : 차-13다 광중합형 복합레진충전 당일 동일 치아에 차-39 치면열구전색술(치아홈메우기)을 동시 시행한 경우 광중합형 복합레진충전 소정 점수의 100%와 치면열구전색술 소정 점수의 50%(상급 종합병원·종합병원·치과대학부속치과병원은 소정 점수의 70%)를 인정함

(13) 충전물연마(restoration polishing, 분류번호 : 차-13-2)

코 드	분 류	상대가치점수	2024년 수가
U0200	충전물연마	9.8	940원

① **적응증** : 아말감, 복합레진, glass ionomer 충전물의 해부학적 형태, 외형 및 변연부를 다듬고 수복물의 표면 질감을 향상

② **산정기준** : 1치 1회당

③ **조정항목**

ㄱ 아말감은 충전 다음날부터 산정 가능

ㄴ glass ionomer는 충전 당일 산정 가능(단, 사용설명서의 경화시간 참고)

ㄷ 비급여재료로 충전하는 경우의 충전물연마는 산정 불가

ㄹ 초진에 타 치과에서 시행한 충전 부위를 연마하는 경우 내역 설명 기재

ㅁ 근관치료 + 아말감 충전 + 보철물 시행 시 충전물연마는 불필요하여 산정 불가

ㅂ 코어로 충전한 glass ionomer, 아말감, clearfil은 산정 불가

ㅅ 영구치에 금속강화형 시멘트는 코어 용도로만 승인되어 있어 충전물 연마 산정 불가

④ 관련 고시

[고 시]
제2021-52호, 2021-02-16 시행
근관치료 후 차-13 충전을 하고 보철(Crown 또는 Bridge)을 시행할 경우에 충전물 연마는 보철을 위한 전 단계이므로 차-13-2 충전물 연마는 별도 산정할 수 없음

(14) 치면열구전색(pit & fissure sealant, 분류번호 : 차-39)

코 드	분 류	상대가치점수	2024년 수가
U2390	치면열구전색	351.36	33,730원

① 적응증 : 18세 이하 교합면 순수 건전 치아 상태인 제1대구치 및 제2대구치가 대상

② 산정기준

   ㉠ 지정 상병명 Z29.8 기타 명시된 예방적 조치

   ㉡ 1치당 1회

③ 유의사항

   ㉠ 함께 산정할 수 없는 항목 : 사용한 재료대, 러버댐 장착료, 부분 탈락된 실란트 제거 시 수복물 제거 산정 불가

   ㉡ 함께 산정할 수 있는 항목 : 방사선 사용 시 산정 가능

④ 조정항목

   ㉠ 환자 본인부담률 고정 : 10%(2017.10.1.부터 인하)

   ㉡ 8세 미만 환자는 소정 점수의 30% 가산

   ㉢ 동일 치아에 광중합형 복합레진과 치면열구전색 시 광중합형 복합레진 100%, 치면열구전색 50% 산정

   ㉣ 본원에서 2년 이내 동일 치아 재도포 시 산정 불가(진찰료만 산정)

⑤ 심평원에 광중합기 장비등록이 필요

⑥ 관련 고시

[고 시]
제2017-173호, 2017-10-01 시행
차-39 치면열구전색술의 급여기준 : 국민건강보험 요양급여의 기준에 관한 규칙 [별표2] 비급여대상 3. 라에 따른 치면열구전색술(치아홈메우기)의 요양급여대상은 다음과 같이 함
-다 음-
18세 이하를 대상으로 치아우식증에 이환되지 않은 순수 건전 치아('교합면'이 우식증 등 질환이 이환되지 않은 치아)인 제1큰어금니 및 제2큰어금니에 시행한 치면열구전색술은 요양급여를 인정함. 다만, 탈락 또는 파절 등으로 2년 이내에 동일 의료기관에서 동일 치아에 재도포를 시행한 경우의 비용은 별도 산정 불가함

(15) 정량광형광기를 이용한 치아우식증검사(Detection of Caries by Quantitative Light-induced Fluorescence, 분류번호 : 나-905)

※ 2021년 6월 1일부터 적용

코 드	분 류	상대가치점수	2024년 수가
E9050	정량광형광기를 이용한 치아우식증 검사	37.34	3,580원

① 적응증
  ㉠ 5세 이상 12세 이하
  ㉡ 유치와 영구치 무관
② 산정기준
  ㉠ 구강당 1회(1년에 2회, 6개월 간격)
  ㉡ 동일 목적으로 다-191 치근단, 다-195 교익, 다-197 파노라마 촬영을 한 경우 주된 1종만 검사 산정
③ 유의사항
  ㉠ 정량광형광기를 이용해 촬영한 형광사진과 소프트웨어 분석결과(판독 내용) 포함하여 청구
  ㉡ 심평원(보건의료자원 통합포털)에 큐레이 소프트웨어와 큐레이 펜 장비신고 필요
  ㉢ 큐레이소프트웨어와 큐레이 펜이 필수

03 근관치료

(1) 치수절단(pulpotomy, 분류번호 : 차-9)

코 드	분 류	상대가치점수	2024년 수가
U0090	치수절단	115.82	11,120원

① 적응증

　ᄀ 치수강 내의 국한된 치주염으로부터 치관부의 노출된 생활치수 제거

　ᄂ 근첨 형성이 미완성인 경우

　ᄃ 형태적으로 발수가 어려운 치아(치근만곡)

② 산정기준 : 1치당 1회

③ 유의사항

　ᄀ 함께 산정할 수 없는 항목 : 사용한 재료대의 별도 산정 불가

　ᄂ 함께 산정할 수 있는 항목 : 마취, 방사선, 투약, 러버댐은 사용 시 산정 가능

④ 조정항목

　ᄀ 치수절단 후 FC change는 보통처치로 산정(2~3회 청구 가능)

　ᄂ 원칙적으로 마취가 필수적이나 선택적으로 국소마취 시행 없이 가능

　ᄃ 수산화칼슘을 이용한 부분치수절단술은 치수절단술로 산정(2017년 6월 1일부터)

　ᄅ 치수절단 + 당일 충전 시 각각 100% 산정

　ᄆ X-ray 촬영 없이 일률적으로 시행한 치수절단은 보통처치로 조정

⑤ 관련 고시

> **[고 시]**
> **제2000-73호, 2001-01-01 시행**
> 유치 치수치료 시 방사선 촬영 없이 실시한 차-9 치수절단 인정 여부 : 차-9 치수절단을 하고자 할 때는
> X-ray 촬영 결과에 따라 실시하여야 하는 것이 보편적인 치료 절차라 할 수 있으나, 유치는 치료 도중
> 치수가 개방되는 경우가 많아 X-ray 촬영을 하지 않더라도 치수관의 위치를 확인할 수 있으므로, 유치에
> 행한 차-9 치수절단은 X-ray 촬영행위가 없더라도 인정할 수 있음

(2) 응급근관처치(emergency pulp treatment, 분류번호 : 차-18)

코 드	분 류	상대가치점수	2024년 수가
U0210	응급근관처치	75.05	7,200원

① 적응증

　ᄀ 급성 치수염

　ᄂ 급성 근단성 치주염

　ᄃ 급성 치근단 농양 상태에서 급성 증상의 완화를 위해 치수강 개방

② 산정기준 : 1치당 1회

③ 유의사항

　㉠ 함께 산정할 수 없는 항목 : 사용한 재료대의 별도 산정 불가

　㉡ 함께 산정할 수 있는 항목 : 마취, 방사선, 투약은 사용 시 산정 가능

　㉢ 상병 : K04.4 치수기원의 급성 근단성 치주염

④ 조정항목

　㉠ 급성 증상 없이 시행한 치수강 개방은 보통처치로 조정(진료기록부에 증상기재)

　㉡ 발수와 응급근관처치의 동시 시행 시 발수만 인정

⑤ 관련 고시

> [고 시]
> 제2007-46호, 2007-06-01 시행
> 발수와 동시 산정된 응급근관처치의 인정 여부 : 응급근관처치는 급성 증상을 없앨 목적으로 치수강 개방 등을 실시한 경우에 산정하므로 발수와 동시 산정된 경우에는 인정하지 아니함

(3) 발수(pulp extirpation, 분류번호 : 차-10)

코 드	분 류	상대가치점수	2024년 수가
U0101	발수	52.23	5,010원
U0109	발수 - C형 근관에 해당	73.13	7,020원

① 적응증

　㉠ 치수질환

　㉡ 치근단질환

　㉢ 치아파절로 치수의 생활력 보존이 어려운 경우

② 산정기준 : 1근관당, 전 과정 중 1회 산정

③ 유의사항

　㉠ 함께 산정할 수 없는 항목 : 발수 시행 당일 근관세척은 산정 불가

　㉡ 함께 산정할 수 있는 항목 : 마취, 방사선, 러버댐, 재료대(barbed broach)는 사용 시 산정 가능

> **참고**
>
> 발수재료
>
> | 코 드 | 분 류 | 상대가치점수 | 2024년 수가 |
> |---|---|---|---|
> | U0001 | barbed broach(근관당) | 3.61 | 350원 |

④ 조정항목

　㉠ 발수 당일 근관확대는 산정 가능(근관확대재료(file or Ni-Ti file) 산정 가능)

　㉡ 근관치료 시 항생제 처방은 근단병소 시에 산정 가능

　㉢ 발수를 다 못했으면 보통처치로 산정

　㉣ 추가근관 발수 시 산정 가능, 내역 설명

⑤ 관련 고시

(4) 근관와동형성(access cavity preparation, 분류번호 : 차-5)

코 드	분 류	상대가치점수	2024년 수가
U0050	근관와동형성 – 발수한 경우	68.93	6,620원
U0051	근관와동형성 – 근관 내 기존 충전물 제거한 경우	68.93	6,620원
U0052	근관와동형성 – C형 근관에 발수한 경우	96.51	9,260원
U0053	근관와동형성 – C형 근관에 기존 충전물 제거한 경우	96.51	9,260원

① 적응증 : 발수 전 근관와동형성 시행, 재근관치료의 근관 내 기존 충전물 제거 전 근관와동형성 시행
② 산정기준 : 1근관당, 전 과정 중 1회 산정
③ 유의사항
　㉠ 함께 산정할 수 없는 항목 : 재료대 산정 불가
　㉡ 함께 산정할 수 있는 항목 : 발수와 함께 산정, 근관 내 기존 충전물 제거와 함께 산정

(5) 근관장측정검사(root canal length measuring, 분류번호 : 나-901)

코 드	분 류	상대가치점수	2024년 수가
E9010	근관장측정검사	18.09	1,740원
E9011	근관장측정검사 – C형 근관에 해당	25.32	2,430원

① 적응증 : 근관치료 시 기구를 근관 내로 한정시키기 위해 근관 길이를 측정
② 산정기준 : 1근관당, 전 과정 중 3회 산정

③ 유의사항
- ㉠ 함께 산정할 수 없는 항목 : 사용한 재료대의 별도 산정 불가
- ㉡ 함께 산정할 수 있는 항목 : 마취, 방사선, 투약은 사용 시 산정 가능

④ 조정항목
- ㉠ 차트에 반드시 측정수치를 기록해야 함
- ㉡ 근관장측정검사 시 측정기구(Root-ZX)를 사용하는 경우 사전 장비 신고 필요
- ㉢ 근관장측정검사를 방사선(치근단 촬영)으로 하는 경우 사전 장비 신고 필요
- ㉣ 근관장측정검사 목적으로 치근단 촬영 당일에 동일 부위를 각도를 다르게 하여 촬영하는 경우에는 동시 2매, 동시 3매, 동시 4매, 동시 5매 이상으로 산정함
- ㉤ 유치의 경우 후속 영구치 교환 시기가 많이 남았으면 산정 가능(내역 설명 필요)

(6) 근관확대(root canal enlargement, 분류번호 : 차-11-1)

코 드	분 류	상대가치점수	2024년 수가
U0116	근관확대	47.59	4,570원
U0114	근관확대 - C형 근관에 해당	66.62	6,400원

① 적응증 : 파일 등을 이용하여 근관 내 염증으로 이환된 조직 및 괴사조직 제거
② 산정기준 : 1근관당, 전 과정 중 2회 산정
③ 유의사항
- 함께 산정할 수 있는 항목 : 마취, 방사선, 재료대(file or reamer(근관당) or Ni-Ti file(치아당) 전 과정 중 1회 산정)은 사용 시 산정 가능

> **참고**
>
> **확대재료**
>
> | 코 드 | 분 류 | 상대가치점수 | 2024년 수가 |
> |---|---|---|---|
> | U0002 | reamer 또는 file(근관당) | 5.96 | 570원 |
> | N0061001 | Ni-Ti file(치아당) | 정액수가 | 12,000원 |

④ 조정항목
- ㉠ 근관확대와 근관성형을 동시 시행 시 각각 산정함
- ㉡ 근관확대 행위료는 2회 산정하나 관련 재료대는 1회만 산정
- ㉢ 유치에 근관확대는 선택적(후속 영구치 교환 시기 많이 남음, 감염된 근관)으로 산정 가능(청구 시 내역 설명 필요)

⑤ 관련 고시

[고 시]
제2016-224호, 2016-12-01 시행
유치에 실시한 근관확대의 급여기준 : 유치에 실시하는 차-11-1 근관확대는 다음과 같은 경우에 인정함
-다 음-
가. 감염된 근관의 경우
나. 영구치의 교환 시기가 많이 남아 있는 경우

[고 시]
제2010-2호, 2010-04-01 시행
전동형태 Ni-Ti file 인정 여부 : 전동형태의 Ni-Ti file은 차-11-1 근관확대 실시에 사용한 경우 [치료재료
급여·비급여 목록 및 급여 상한금액표]에서 정한 금액(코드 N0061001)을 치료기간 중 치아당 1회 산정하
되, 전동형태 Ni-Ti file과 기존 file(U0002)를 각각 사용한 경우에도 1종만 인정함

(7) 근관성형(root canal shaping, 분류번호 : 차-11-1)

코 드	분 류	상대가치점수	2024년 수가
U0119	근관성형	50.51	4,850원
U0115	근관성형 - C형 근관에 해당	70.71	6,790원

① 적응증
　　㉠ 근관충전을 위한 근관 형성
　　㉡ 근관충전을 용이하게 하기 위해 치관부 쪽이 넓은 깔때기 모양 형성
② 산정기준 : 1근관당, 근관확대와 함께 2회 산정
③ 유의사항
　　㉠ 함께 산정할 수 없는 항목 : 사용한 재료대의 별도 산정 불가
　　㉡ 함께 산정할 수 있는 항목 : 마취, 방사선, 투약은 사용 시 산정 가능
④ 조정항목
　　㉠ 근관확대 시 근관성형을 실시한 경우에는 추가 산정
　　㉡ 단독 산정 불가(근관확대와 함께 선정)
　　㉢ 유치의 근관성형은 '영구치의 선천적 결손'이 있는 경우 산정 가능(청구 시 내역 설명 필요)
　　㉣ 근관성형 미청구 시 가압근관충전은 단순근관충전으로 심사조정 가능성 있음

(8) 근관세척(root canal irrigation, 분류번호 : 차-11)

코 드	분 류	상대가치점수	2024년 수가
U0111	근관세척	22.87	2,200원
U0110	근관세척 - C형 근관에 해당	32.03	3,070원

① 적응증

  ㉠ 근관 내 세균 제거

  ㉡ 근관확대, 근관성형 후 잔사 제거

  ㉢ 근관충전을 위해 근관을 세척

  ㉣ 치근막염의 처치, 구강 내 누공의 처치 및 근관 내 첩약 처치 등을 포함한다.

② 산정기준 : 1근관당, 전 과정 중 4~5회 산정

③ 유의사항

  ㉠ 함께 산정할 수 없는 항목 : 사용한 재료대의 별도 산정 불가

  ㉡ 함께 산정할 수 있는 항목 : 마취, 방사선, 투약, 러버댐은 사용 시 산정 가능

④ 조정항목

  ㉠ 2~3일에 한 번씩 5회까지 산정은 가능하나 심한 치근단 농양인 경우 내역 설명 후 추가 산정 가능

  ㉡ 발수와 근관세척, 근관충전과 근관세척 동시 시행 시 근관세척 산정 불가

  ㉢ 임시근관충전재(vitapex, calcipex 등)의 재료대는 산정 불가

⑤ 관련 고시

> **[고 시]**
> 제2021-289호, 2021-12-01 시행
> 차-11 근관세척의 급여기준 : 차-11의 근관세척은 5회까지 인정함. 다만, 근관치료와 관련된 잔존 통증 및 농의 배출 등과 같은 특별한 경우에는 환자상태에 따라 추가 인정함

(9) 근관충전(root canal filling, 분류번호 : 차-12)

코 드	분 류	상대가치점수	2024년 수가
U0121	가. 단순근관충전(root canal filling with single cone method)	59.34	5,700원
U0126	나. 가압근관충전(root canal filling with condensation method)	109.26	10,490원
U0129	가압근관충전 - C형 근관에 해당	152.96	14,680원

① 적응증

  ㉠ 근관치료의 마지막 단계

  ㉡ 가. 단순 : 영구치의 single cone technique

  ㉢ 나. 가압 : 완전 밀폐(측방, 수직 가압 : spreader or plugger 이용)

② 산정기준 : 1근관당

③ 유의사항

  ㉠ 함께 산정할 수 없는 항목 : 사용한 재료대의 별도 산정 불가(GP corn, Sealer 등)

  ㉡ 함께 산정할 수 있는 항목 : 마취, 방사선, 투약, 러버댐은 사용 시 산정 가능

④ 조정항목

  ㉠ 임시근관충전재로 충전(유치근관충전, 치근단 미완성 치아의 치근첨형성술 시)하는 경우 단순으로 산정

ⓛ 후속 영구치가 없으면 유치에 '나. 가압근관충전'으로 산정 가능(내역 설명 필요)

ⓒ 발수 없는 근관충전은 보통처치로 조정, 타 원 발수 시 내역 설명 후 산정

ⓔ 근관충전과 충전의 동시 시행 시 각각 100% 산정

⑤ 관련 고시

[고 시]

제2020-19호, 2020-02-01 시행

유치에 실시하는 차-12 근관충전[1근관당]의 급여기준 : 유치에 실시하는 차-12 근관충전은 가. 단순근관충전[1근관당]으로 요양급여를 인정함. 다만, 후속영구치의 선천적 결손으로 인해 나. 가압근관충전[1근관당]이 필요하여 실시한 경우에는 나. 가압근관충전[1근관당]의 소정 점수를 산정함

(10) 당일발수근충(one visit endodontics, 분류번호 : 차-7)

코 드	분 류	상대가치점수	2024년 수가
U0074	가. 영구치	414.68	39,810원
U0075	나. 유 치	248.77	23,880원
U0079	영구치 - C형 근관에 해당	580.55	55,730원

① 적응증

㉠ 당일에 발수부터 근관충전까지 완료함

㉡ 유치와 영구치 모두 산정 가능

㉢ 발수 + 근관와동형성 + 근관장측정검사 + 근관확대 + 근관성형 + 근관세척 + 근관충전의 비용이 모두 포함

② 산정기준 : 1근관당, 유치와 영구치로 구분하여 산정

③ 유의사항

• 함께 산정할 수 있는 항목 : 마취, 방사선, 재료대, 투약은 사용 시 산정 가능

④ 조정항목

㉠ 발수재료인 barbed broach 사용 시 산정 가능

㉡ 근관확대 재료인 file or reamer(근관당) or Ni-Ti file(치아당) 중 1종만 산정

㉢ 치근단절제술과 당일발수근충의 동시 시행 시 각각 100% 산정

㉣ 원칙적으로 X-ray 필요

㉤ 재근관치료는 적용 불가

⑤ 관련 고시

[고 시]

제2007-46호, 2007-06-01 시행

치근단절제술 당일에 근관충전 또는 당일발수근충을 실시한 경우 산정방법 : 치근단절제술은 치근단에 잔존하는 염증조직을 제거하는 외과적 치료방법이고, 근관치료는 치수 내 염증조직을 제거하는 방법으로, 각각의 목적과 접근방법 등이 상이한 점을 감안하여 치근단절제술 당일에 근관충전 또는 당일발수근충을 시행한 경우 소정 점수를 각각 산정함

(11) 근관 내 기존 충전물 제거(분류번호 : 차-19-1)

코 드	분 류	상대가치점수	2024년 수가
U2245	근관 내 기존 충전물 제거	143.99	13,820원
U2246	근관 내 기존 충전물 제거 – C형 근관에 해당	201.58	19,350원

① 적응증 : 재근관치료 시 산정(GP corn & sealer 제거)
② 산정기준 : 1근관당 1회
③ 유의사항
　㉠ 함께 산정할 수 없는 항목 : 사용한 재료대의 별도 산정 불가(GP solvent)
　㉡ 함께 산정할 수 있는 항목 : 마취, 방사선, 투약, 러버댐은 사용 시 산정 가능
④ 조정항목
　㉠ 발수는 인정 불가, 근관확대나 세척부터 산정
　㉡ 재근관치료라고 내역 설명 기재
　㉢ 재근관치료 기간 상관없이 100% 산정 가능(진찰료 100%(30일 이내 재진, 30일 이후 초진) + 근관 내 기존 충전물 제거 100% + 근관치료 행위료 100% + 재료대 100%)
　㉣ 금속재 포스트 제거 + crown 제거 + 근관 내 기존 충전물(GP corn) 동시 시행 시 치관수복물 제거 100%, 금속재 포스트 제거 100%, 근관 내 기존 충전물 제거 50% 산정

(12) 금속재 포스트 제거(removal of metallic post, 분류번호 : 처-2)

코 드	분 류	상대가치점수	2024년 수가
UX002	금속재 포스트 제거	167.51	16,080원

① 적응증 : 재근관치료 시 금속재 포스트(기성, 주조) 제거
② 산정기준 : 제거한 포스트 개수당 1회
③ 유의사항
　㉠ 함께 산정할 수 없는 항목 : 사용한 재료대의 별도 산정 불가
　㉡ 함께 산정할 수 있는 항목 : 마취, 방사선은 사용 시 산정 가능
④ 조정항목
　㉠ 재근관치료 시 근관 내 기존 충전물 제거 이전에 시행
　㉡ 내역 설명 기재
　㉢ 금속재 포스트 제거 + 근관 내 기존 충전물(GP corn) 동시 시행 시 금속재 포스트 제거 100%, 근관 내 기존 충전물 제거 50% 산정

(13) 전기치수반응검사(electric pulpal test, 분류번호 : 나-900)

코 드	분 류	상대가치점수	2024년 수가
E9000	전기치수반응검사	28.60	2,750원

① 적응증
　　㉠ 외상, 치관수복물에 인한 치수염 감별
　　㉡ 치아의 변색, 파절에 의한 치수염 감별
　　㉢ 생활치수의 예후 판단
　　㉣ 치아에 약한 전류를 흐르게 한 후 치아의 생활력 평가
② 산정기준 : 1구강당 1회
③ 조정항목
　　㉠ 심평원에 미리 장비 신고가 필요
　　㉡ 당일 다수 치아를 검사하더라도 1회만 산정 가능
　　㉢ 진료기록부에 검사결과 기록이 필요

04 구강외과치료

(1) 발치(extraction, 분류번호 : 차-41)

코 드	분 류	상대가치점수	2024년 수가
U4411	가. 유치(deciduous tooth)	33.33	3,200원
U4412	나. 전치(anterior tooth)	67.15	6,450원
U4413	다. 구치(posterior tooth)	110.17	10,580원
U4414	라. 난발치(complicated extraction)	240.73	23,110원
U4415	마. 매복치-(1) 단순매복치(simple)	363.23	34,870원
U4416	마. 매복치-(2) 복잡매복치(complex)	645.29	61,950원
U4417	마. 매복치-(3) 완전매복치(complete)	888.27	85,180원

① 적응증
   ㉠ 난발치 : 구치(매복치 제외), 전치 또는 유치가 치근비대, 치근만곡 또는 골유착으로 단순 발치가 곤란한 경우 산정
   ㉡ 마. 매복치-(1) 단순매복치 : 피막, 점막 절개 후 발치한 경우
   ㉢ 마. 매복치-(2) 복잡매복치 : 치아분할술을 실시한 경우
   ㉣ 마. 매복치-(3) 완전매복치 : 치관이 2/3 이상 치조골 내에 매복된 치아의 골절제와 치아분할술을 동시에 시행한 경우
② 산정기준 : 1치당
③ 유의사항
   ㉠ 함께 산정할 수 없는 항목 : 봉합사, 구강내소염수술, 치은판절제술 산정 불가
   ㉡ 함께 산정할 수 있는 항목 : bur(가), 마취, 방사선, 투약은 사용 시 산정 가능
④ 조정항목
   ㉠ 매복치 발치에는 X-ray 촬영이 필요함(이전 X-ray 참고 시 재진으로 산정하고 내역 설명을 시행한다)
   ㉡ 발치 중간에 중단한 경우 보통처치로 산정
   ㉢ 과잉치 발치는 인접 치아의 치식을 선택, 개수대로 청구하고 내역 설명 필수
   ㉣ 발치 + 치조골성형수술의 동시 시행 시 높은 수가 100%, 낮은 수가 50% 산정
⑤ 관련 고시

[고 시]
제2000-73호, 2001-01-01 시행
발치나 치주질환수술 등에 지혈 목적의 창상봉합술 시행 시 별도 수기료 인정 여부 : 발치나 치주질환수술 등 당일에 실시한 창상봉합술 수기료는 해당 소정 수기료에 포함되어 별도 산정할 수 없음

제2000-73호, 2001-01-01 시행
유치발치 시 치근을 분리하여 발치한 경우 수기료 산정방법 : 유치발치 시 후속 영구치 손상의 위험을
방지하기 위하여 심부의 유치 잔근치를 제거할 목적으로 치근분리술을 시행한 경우에는 차-41라 발치술
(난발치)로 산정함

제2007-46호, 2007-06-01 시행
난발치 및 매복발치 시 수기료 산정방법 : 영구치나 유치의 난발치 및 매복발치는 X-ray 촬영 후 치아
상태 등을 확인하여 실시하므로 X-ray 촬영 없이 일률적으로 산정된 난발치의 경우는 해당 발치로, 매복발
치는 차-41라 난발치로 산정함

제2019-54호, 2019-03-25 시행
비급여대상 치과교정과 관련된 차-41 발치술의 요양급여 인정 여부 : 국민건강보험 요양급여의 기준에
관한 규칙 [별표2] 제2호다목에 따른 비급여의 치과교정을 목적으로 실시한 발치는 비급여임. 다만, 치과교
정 중이라도 질병의 상태(매복치, 치관주위염, 치아우식증 등)로 발치(지치 포함)하는 경우에는 요양급여대
상으로 함

⑥ burr 산정방법 : 치과 관련 수술에 사용하는 burr, saw 등 절삭기류(정액재료)

㉠ (가) 발치, 치근, 치조골성형수술 등(N0051018) : 6,980원

분류번호	분 류
차-41라	발치술[1치당] : 난발치
차-41마	발치술[1치당] : 매복치(단순, 복잡, 완전)
차-43	치조골성형수술[1치당]
차-56가~라	치근낭적출술(1/2치관, 1치관, 2치관, 3치관 크기 이상)
차-59가~나	치근단절제술[1치당][치근단폐쇄비용 포함](전치, 구치)
차-98나	치과임플란트 제거술[1치당](복잡)

㉡ (나) 절제, 적출, 골수염수술 등(N0051019) : 39,980원

분류번호	분 류
차-53가~다	악골수염수술(치조부, 편측악골 1/3 미만, 편측악골 1/3 이상)
차-55가~다	법랑아세포종적출술(편측악골 1/3 미만, 1/3 이상~1/2 미만, 1/2 이상)
차-73가~나	골융기절제술(하악 설측 또는 상악 협측, 구개측 골융기절제)
차-85	부정유합된 하악골 절골교정술

ⓒ (다) 관혈적 정복술 등(N00510210) : 28,070원

분류번호	분 류
차-72가~나	치조골 골절 관혈적 정복술(2치 이하, 3치 이상)
차-78-2	두개안면 현수고정술
차-91	악관절 탈구 관혈적 정복술
차-97가~다(2)	악골 내 고정용 금속제거술(악골 내 강선고정 제거, 소형 금속판 제거, 재건용금속판 제거, 악골 1/2 이상, 미만)
차-97주	악골에 삽입한 금속핀이나 금속정 제거
차-108나	조직유도재생술(골이식을 동반한 경우 : 자가골이식의 경우)

ⓔ 조정항목

- 여러 부위의 동시 수술 시 주된 수술에 해당하는 정액수가 1회만 산정
- 재료 신고는 필요하지 않음
- 15일 이내 동일 부위 재수술인 경우, 치료재료를 별도 1회 산정 가능

ⓜ 관련 고시

> [고 시]
>
> 제2011-172호
>
> 수술용 버 : burr, saw 등 절삭기류는 해당 수술별로 [치료재료 급여·비급여 목록표 및 급여상한금액표]에서 별도로 정한 재료비용(정액수가)을 산정토록 고시된 행위만 별도 산정하고, 그 외의 행위는 해당 처치 및 수술료의 소정 점수에 포함되어 별도 산정할 수 없음

(2) 발치와재소파술(recurettage of extracted socket, 분류번호 : 차-42)

코 드	분 류	상대가치점수	2024년 수가
U4420	발치와재소파술	120.29	11,550원

① 적응증

ⓐ 발치 후 발치와에 염증이 생긴 경우

ⓑ 마취 후 발치와 내부를 소파하여 정상적 치유를 도모함

ⓒ 환자가 심한 악취와 동통을 호소

② 산정기준 : 1구강당 1회

③ 유의사항

- 함께 산정할 수 있는 항목 : 마취, 투약 등

④ 조정항목

ⓐ 유지놀 거즈만 넣으면 수술후처치(가)로 산정함

ⓑ 상병명 지정 : K10.3 턱의 치조염

ⓒ 발치와재소파술 이후의 드레싱(dressing)은 수술후처치(가)로 산정

ⓓ 타 원에서 발치 후 내원하는 경우 산정 시 내역 설명 필요

ⓔ 일반적으로 1회만 산정(2회 이상 산정 시 내역 설명 필요)

(3) 치조골성형수술(alveoloplasty, 분류번호 : 차-43)

코 드	분 류	상대가치점수	2024년 수가
U4430	치조골성형수술	131.30	12,600원

① 적응증

    ㉠ 발치 시 예리한 치조골의 under cut 제거

    ㉡ 발치 시 높은 치조중격이 있는 경우 제거

② 산정기준 : 1치당 1회

③ 유의사항

    • 함께 산정할 수 있는 항목 : bur(가), 봉합사, 마취, 처방, 발치와 동시 진행 가능

④ 조정항목

    ㉠ 전치, 구치, 난발치 시 일률적인 치조골성형수술 산정은 불가

    ㉡ 매복치 발치 시 치조골성형수술은 산정 불가

    ㉢ 무치악인 경우 추천 상병 : K08.81 불규칙한 치조돌기

    ㉣ 치조골성형수술 시 사용한 bur(가)는 재료대로 청구 가능

    ㉤ 봉합사 산정 시 재료 신고 필요

    ㉥ 발치와 치조골성형수술의 동시 시행 시 높은 수가 100%, 낮은 수가 50%(상급 종합병원·종합병원·치과대학부속치과병원의 경우 소정 점수의 70%)

       예 단순발치 50% + 치조골성형수술 100%

          난발치 100% + 치조골성형수술 50%

⑤ 관련 고시

> **[고 시]**
> **제2015-155호, 2015-09-01 시행**
> 발치와 동시에 실시하는 치조골성형수술 산정기준 : 발치와 동시에 시행하는 치조골성형수술은 치아를 발치한 후 반드시 실시하는 것이 아니므로 예리한 치밀골의 심한 under cut이 있거나, 발치 시 높은 치조중격이 있는 경우에 한하여 산정하되 주된 수술은 소정 금액을 산정하고, 제2수술은 50%(상급 종합병원·종합병원·치과대학부속치과병원의 경우 소정 점수의 70%)를 산정함

> **[고 시]**
> **제2022-82호, 2022-04-01 시행**
> 차-43 치조골성형수술
> 차-41 발치술과 동시에 실시하는 차-43 치조골성형수술 급여기준 : 차-41 발치술과 동시에 실시하는 차-43 치조골성형수술은 다음과 같이 요양급여함
>   - 다 음 -
> 가. 치조골성형수술은 치아를 발치한 후 반드시 실시하는 것이 아니므로 아래 1), 2) 중 어느 하나에 해당하는 경우 인정함
>   1) 예리한 치밀골의 심한 under cut이 있는 경우
>   2) 발치 시 높은 치조중격이 있는 경우

나. 수가산정방법 : 주된 수술은 소정금액을 산정하고 제2의 수술은 50%(상급종합병원·종합병원·치과대학부속치과병원의 경우 소정점수의 70%)를 산정함

다. 상기 가, 나에도 불구하고 차-41마 발치술-매복치와 동시에 실시한 차-43 치조골성형수술은 주된 수술의 일련의 과정이므로 별도 산정하지 아니함

차-98나 치과임플란트 제거술-복잡과 동시에 실시한 차-43 치조골성형수술 수가산정방법 : 차-98나 치과임플란트 제거술-복잡과 동시에 실시한 차-43 치조골성형수술은 주된 수술의 일련의 과정이므로 별도 산정하지 아니함

⑥ 봉합사 산정기준

　　㉠ 봉합사의 제품명(catalog No.), 굵기(gauze), 사용량 등을 차트에 기록

　　㉡ '치료재료급여목록 및 상한 금액표' 범위 내에서 실구입가로 산정

　　㉢ 봉합사 산정 가능한 치과처치 및 수술항목

분류번호	분 류
차-43	치조골성형수술
차-45가~라	구강내소염수술
차-46가~다	구강외소염수술
차-47가~나	구강내열상봉합술
차-50가~나	협순소대성형술
차-51가~나	설소대성형술
차-61	구강안면누공폐쇄술
차-64	하악골재건술
차-67	치은, 치조부 병소 또는 종양절제술
차-102	치은신부착술
차-103	치은성형술
차-104	치은절제술
차-105가~나	치은박리소파술
차-107가~나	치조골 결손부 골이식술
차-108가~다	조직유도재생술
차-109	조직유도재생막 제거술
차-110	치은측방변위 판막술, 치관변위 판막술
차-111	치은이식술
차-113가~나	치근절제술
처-101가~다	치관확장술

※ 추가 : 차-74, 75, 78, 79, 80, 81, 84, 85, 86, 87, 88, 91, 93, 94, 95, 96 각종 수술류

ㄹ 관련 고시

[고 시]
제2007-143호, 2008-01-01 시행
봉합사 산정기준
1. 산정방법 : 처치 및 수술 시 사용된 봉합사는 다음의 경우를 제외하고는 실사용량으로 산정할 수 있으며, '치료재료급여목록 및 상한금액표' 범위 내에서 실구입가로 산정함
　　　　　　　　　　　　　　-다 음-
　　가. 천자, 생검, 내시경검사에 사용한 경우
　　나. 중재적(경피적, 내시경적) 시술 시 사용한 경우
　　다. 다른 특수기기(레이저, 감마나이프 등)을 이용한 경우
　　라. 안면수술을 제외한 2cm 이하의 피부 봉합 및 피부 고정
2. 기타 : 봉합사 제품명(catalog No.), 굵기(gauze), 사용량 등을 진료기록부(수술기록지)에 반드시 기재하여야 함

(4) 수술후처치(postoperative dressing, 분류번호 : 차-21)

코 드	분 류	상대가치점수	2024년 수가
U2211	가. 단순처치(simple)	20.91	2,010원
U2212	나. 대수술후처치(after major operation)	109.09	10,470원
U2213	다. 수술후염증성처치, 배액관 교환 등(postoperative infected wound, drain change etc.)	159.09	15,270원
U2214	라. 후출혈처치(postoperative bleeding control)	213.13	20,460원

① 적응증
　㉠ 가. 단순처치 : 발치 또는 외과수술 후 소독(dressing), 발사(stich out) 시 산정
　㉡ 나. 대수술후처치 : 전신마취하에 수술을 받은 환자에게 산정
　㉢ 라. 후출혈처치 : 발치를 포함해 수술 후 연·경조직에서 출혈처치 시 산정
　㉣ 구강 내 수술 혹은 구강 외 수술 후 익일부터 산정
② 산정기준
　㉠ 1구강당 1회(1일 1회만 산정 가능)
　㉡ 2~3회 산정 가능하며, 초과 시 내역 설명 필요
③ 유의사항
　• 함께 산정할 수 없는 항목 : 재료대(거즈, 식염수 등)
④ 조정항목
　㉠ 난발치와 매복치 발치 후 수술후처치(가)의 일률적 미산정은 심사 조정됨
　㉡ 유치발치 시 합병증이나 전신장애가 있으면 후처치 및 처방 산정 가능
　㉢ 발치 및 수술 전 dressing은 연조직처치로 기본진료로 산정
　㉣ 동일 부위에 치주치료와 동시 시행 시 소독(dressing)은 별도 산정 불가
　㉤ 동일 부위에 치주치료와 동시 시행 시 발사(stich out)는 산정 가능(내역 설명 필요)

참고

동일부위 : 동일악 중 1/3악 또는 동일악에 연결된 1/3악 범위 내(인접치아 3~4개 이내)

(5) 구강내소염수술(intraoral antiphlogosis, 분류번호 : 차-45)

코 드	분 류	상대가치점수	2024년 수가
U4454	가. 치은농양, 치관 주위 농양 절개(incision of gingival abscess, pericoronal abscess)	107.30	10,300원
U4455	나. 치조농양 또는 구개농양의 절개(incision of alveolar abscess or palatal abscess)	111.44	10,700원
U4456	다. 설 또는 구강저 농양[이하극, 설하극, 악하극 농양 등](abscess of tongue or mouth of floor)	260.50	25,010원
U4457	라. 악골골염, 악골골수염 등(osteitis of jaw, osteomyelitis of jaws etc.)	251.02	24,000원

① 적응증

ㄱ 구강 내 농양 및 고름이 생겼을 때

ㄴ 절개(incision)와 배농(drainage)을 시행

② 산정기준

ㄱ 1/2악당 1회

ㄴ 상하, 좌우로 구분하여 주된 부위가 100%, 나머지 부위가 50%로 최대 200% 산정

③ 유의사항

• 함께 산정할 수 있는 항목 : 마취 필수, 방사선, 처방

④ 조정항목

ㄱ 추천상병

• 가. 치은농양, 치관 주위 농양 : K05.22 급성치관주위염, K05.20 동이 없는 잇몸 기원의 치주농양

• 나. 치조농양, 구개농양 : K04.7 동이 없는 근단 주위 농양, 치아농양, 치아치조농양

• 다. 설 및 구강저 농양 : K12.2 입의 연조직염 및 농양

• 라. 악골골염, 악골골수염 : K10.2 턱의 염증성 병태

ㄴ 구강내소염수술 후의 소독(dressing)은 수술후처치로 산정

⑤ 동시 산정

ㄱ 구강내소염수술 + 치주치료 → 각각 100%

ㄴ 구강내소염수술 + 근관치료 → 각각 100%

ㄷ 구강내소염수술 + 응급근관처치 → 각각 100%

ㄹ 구강내소염수술 + 발치 → 발치만 100%

⑥ 관련 고시

> [고 시]
> 제2007-46호, 2007-06-01 시행
> 2개소 이상의 구강내소염수술 시 수가 산정방법 : 다발성 농양으로 차-45 구강내소염 수술을 동시에 2개소 이상 부위에 실시한 경우에는 상하, 좌우로 구분하여 주된 부위는 소정 점수의 100%, 그 이외 부위에는 소정 점수의 50%로 산정하되 최대 200%까지 산정함

(6) 치은판절제술(operculectomy, 분류번호 : 차-66)

코 드	분 류	상대가치점수	2024년 수가
U4660	치은판절제술	51.52	4,950원

① 적응증

　　㉠ 오래된 치아우식와동 상방으로 증식된 치은식육 제거

　　㉡ 파절된 치아 상방으로 증식된 치은식육 제거

　　㉢ 치아 맹출을 위한 개창술

　　㉣ 부분 맹출 치아 또는 유치의 우식치료를 위한 치은판 제거

　　㉤ 급성 또는 만성 지치주위염 치아의 치관 상방을 덮고 있는 치은판 제거

② 산정기준 : 1구강당 1회(처치 치아 수와 무관)

③ 유의사항

　　• 함께 산정할 수 있는 항목 : 마취, 처방

④ 조정항목 : 발치와 치은판절제술 동시 시행 시 발치만 산정

⑤ 관련 고시

> [고 시]
> 제2016-30호, 2016-03-01 시행
> 치은판절제술 산정기준 : 치은조직절제를 다음과 같이 실시한 경우에는 차-66 치은판절제술의 소정 점수를 산정함
>
> 　　　　　　　　　　　-다 음-
>
> 가. 오래된 치아우식와동 상방으로 증식된 치은식육 제거
> 나. 파절된 치아 상방으로 증식된 치은식육 제거
> 다. 치아 맹출을 위한 개창술
> 라. 부분 맹출 치아 또는 유치의 우식치료를 위한 치은판 제거
> 마. 급성 또는 만성 지치주위염 치아의 치관 상방을 덮고 있는 치은판 제거

(7) 협순소대성형술(buccal and labial frenectomy, 분류번호 : 차-50)

코 드	분 류	상대가치점수	2024년 수가
U4501	가. 간단한 것(simple)[incision of labial frenum, frenotomy]	133.15	12,780원
U4502	나. 복잡한 것(complicated)[excision of labial or buccal frenum](frenumectomy, frenulectomy, frenectomy)	312.33	29,980원

① 적응증

　　㉠ 상악 전치부 치간 이개의 원인이 되는 경우

　　㉡ 의치 장착 시 장애가 되는 경우

② 산정기준

　　㉠ 소대마다 1회

　　㉡ 단순 : 간단한 절제

© 복잡 : 절제와 함께 개창, Z plasty, V-Y plsty 시행 시 산정(내역 설명 필요)

② 추천상병 : Q38.00 이상 입술소대

③ 유의사항

• 함께 산정할 수 있는 항목 : 봉합사, 마취, 처방

(8) 설소대성형술(lingual frenectomy, 분류번호 : 차-51)

코 드	분 류	상대가치점수	2024년 수가
U4511	가. 간단한 것(simple)	494.36	47,460원
U4512	나. 복잡한 것(complex)[frenoplasty, excision of frenum]	920.38	88,360원

① 적응증

㉠ 설소대가 심하게 짧은 경우

㉡ 설 강직 증상으로 혀의 움직임에 지장을 초래

② 산정기준

㉠ 설소대성형술 시 1회 산정(설소대는 1개임)

㉡ 단순 : 간단한 절제

㉢ 복잡 : 절제와 함께 개창, Z plasty, V-Y plasty 시행 시 산정(내역 설명 필요)

㉣ 추천상병 : Q38.1 혀유착증

③ 유의사항

• 함께 산정할 수 있는 항목 : 봉합사, 마취, 처방

(9) 구강내열상봉합술(closure of intraoral laceration, 분류번호 : 차-47)

코 드	분 류	상대가치점수	2024년 수가
U4474	가. 치은, 구강전정, 협부(gingiva, vestibule of mouth, buccal part) (1) 2.5cm 이하	146.02	14,020원
U4475	가. 치은, 구강전정, 협부(gingiva, vestibule of mouth, buccal part) (1) 2.5cm 초과	407.43	39,110원
U4476	나. 혀, 구강저 구개부(lingual, floor of mouth, palate) (1) 2.5cm 이하	475.05	45,610원
U4477	나. 혀, 구강저 구개부(lingual, floor of mouth, palate) (1) 2.5cm 초과	547.85	52,590원

① 적응증

㉠ 외상으로 인한 구강 내 열상이 발생한 경우

㉡ 외상으로 인한 점막의 혈관 손상으로 출혈이 지속되는 경우

② 산정기준

㉠ 봉합 부위와 봉합 부위의 총길이를 합산하여 산정

    ⓒ 추천상병
- S01.51 볼 점막의 열린 상처
- S01.52 잇몸의 열린 상처
- S01.53 혀와 입바닥의 열린 상처
- S01.54 구개의 열린 상처

③ 유의사항
- 함께 산정할 수 있는 항목 : 봉합사 산정 가능

(10) 치아재식술(replantation, 분류번호 : 차-63)

코 드	분 류	상대가치점수	2024년 수가
U4630	치아재식술	378.14	36,300원

① 적응증
    ㉠ 치아 발거 후 치근단 부위 염증 제거 후 원래 위치에 재식하는 경우
    ⓒ 외상으로 인한 치아 이탈 시 원래 자리로 재식하는 경우

② 산정기준
    ㉠ 1치당 1회
    ⓒ 추천상병
- S03.22 완전탈구
- S04.5 만성 근단성 치주염

③ 조정항목
    ㉠ 치아재식술과 근관치료 동시 시행 시 높은 수가 100%, 낮은 수가 50% 산정
    ⓒ 반드시 X-ray 필요

(11) 탈구치아정복술(reduction of luxated teeth, 분류번호 : 차-69)

코 드	분 류	상대가치점수	2024년 수가
U4690	탈구치아정복술	125.81	12,080원

① 적응증
    ㉠ 치아의 탈구, 아탈구
    ⓒ 치조와 내 또는 치조골 내에서 위치가 변한 치아
    ⓒ 흔들림이 있는 치아를 원래의 위치로 재위치시켜 고정함

② 산정기준
    ㉠ 1치당 1회
    ⓒ 추천상병
- S03.20 치아의 아탈구, 측방탈구
- S03.21 치아의 함입 또는 정출

③ 조정항목
    ㉠ 탈구치아정복술과 근관치료 시 각각 100% 산정
    ㉡ 탈구치아정복술과 잠간고정술 시 각각 100% 산정
    ㉢ 자가치아이식술은 비급여

(12) 치근단절제술(apicoectomy, 분류번호 : 차-59)

코 드	분 류	상대가치점수	2024년 수가
U4591	가. 전치(anterior tooth)[치근단 폐쇄비용 포함]	399.89	38,390원
U4592	나. 구치(posterior tooth)[치근단 폐쇄비용 포함]	544.48	52,270원

① 적응증
    ㉠ 치근단의 병변이 근관치료만으로 해결되지 않을 때
    ㉡ 치근첨을 제거, 인접한 치근단 조직을 소파
② 산정기준 : 1치당 1회
③ 유의사항
    • 함께 산정할 수 있는 항목 : bur(가) 산정 가능
④ 조정항목
    ㉠ X-ray가 필수
    ㉡ 역근충, 치근단 폐쇄비용이 포함되어 별도 산정 불가
    ㉢ 치근단절제술과 근관충전 동시 시행 시 각각 100%
    ㉣ 치근단절제술과 당일발수근충 동시 시행 시 각각 100%
    ㉤ 치근단절제술과 치근낭적출술 동시 시행 시 높은 수가 100%, 낮은 수가 50%

(13) 상고정장치술(plate splint, 분류번호 : 차-26)

코 드	분 류	상대가치점수	2024년 수가
U2260	상고정장치술	911.28	87,480원

① 적응증
    ㉠ 연조직의 창상지혈이 필요할 때
    ㉡ 연조직의 압박, 동요치의 고정, 창상의 보호
    ㉢ 주로 상악에 시행
② 산정기준 : 1악당 1회
③ 유의사항
    • 함께 산정할 수 없는 항목 : 재료대, 인상채득, 장착료는 행위료에 포함
④ 조정항목 : 장치를 장착할 때 상고정장치술의 행위료를 산정

05 치주치료

(1) 치면세마(prophylaxis, 분류번호 : 차-23)

코드	분 류	상대가치점수	2024년 수가
U2231	치면세마	19.37	1,860원

① 적응증

　　㉠ rubber cup으로 plaque(치태)를 제거하는 경우

　　㉡ 치주질환처치에 필요하여 실시한 경우

② 산정기준 : 1/3악당 1회

③ 유의사항

　　㉠ 유치의 치은염 치료를 목적으로 시행

　　㉡ 1~2개의 치아 진행 시 100% 산정(횟수 : 0.5)

> [고 시]
> 제2022-82호, 2022-04-01 시행
> 차-23 치면세마
> 차-23 치면세마를 1~2개 치아에 시행하는 경우 수가산정방법 : 1~2개 치아에 치면세마를 시행한 경우
> 차-23 치면세마[1/3악당] 소정점수의 50%를 산정함

(2) 치석제거(scaling, 분류번호 : 차-23-1)

코드	분 류	상대가치점수	2024년 수가
U2232	가. 1/3악당	97.66	9,380원
U2233	나. 전 악	434.71	41,730원

① 적응증

　　㉠ scaler 또는 cavitron을 사용하여 시술하는 경우에 산정

　　㉡ 치주질환처치에 필요하며 실시한 경우에 산정

　　㉢ 가. 1/3악당

　　　　• 치주질환처치에 실시한 부분 치석 제거

　　　　• 치주질환 치료를 위해 전처치로 하는 전악 치석 제거

　　　　• 개심술 전에 실시하는 전악 치석 제거

　　㉣ 나. 전악

　　　　• 후속 치주질환 치료 없이 전악 치석 제거만으로 치료가 종료되는 경우

　　　　• 19세 이상

　　　　• 연 1회 요양급여 실시함(매년 1월 1일~12월 31일 중 1회)

② 산정기준

　　㉠ 가. 1/3악당 : 전악 유치악 진행 시 최대 횟수 6

　　㉡ 나. 전악 : 전악 유치악 진행 시 횟수 1

③ 유의사항
  • 함께 산정할 수 있는 항목 : 방사선, 치주낭 측정검사
④ 조정항목
  ㉠ 가. 1/3악당
    • 구치부 1~2개, 전치부 1~3개 치아는 50% 산정(횟수 : 0.5)
    • 환자가 후속 진료 미내원 시 내역 설명 필요
    • 동일 부위 재실시 산정기준

구 분	3개월 이내	3개월 초과~6개월 이내	6개월 초과
산 정	치주치료후처치(가)	치석 제거 50%	치석 제거 100%

    • 가. 1/3악당과 교합조정술 동시 시행 시 각각 100% 산정
  ㉡ 나. 전악
    • 요양급여정보마당에 사전 등록 실시 후 청구
    • 일률적 전악 산정보다 실제로 있는 치아만 선택
    • 환자 등록이 누락되어 조정된 경우 재심사 청구 필요

> **참고**
>
> **비급여 치석 제거**
> • 구취 제거 목적의 치석 제거
> • 치아 착색물 제거 목적의 치석 제거
> • 교정 및 보철을 위한 치석 제거
> • 구강보건증진 차원에서의 정기적 치석 제거

> [고 시]
> 제2022-82호, 2022-04-01 시행
> 차-23-1 치석제거를 1~2개 치아에 시행하는 경우 수가산정방법 : 1~2개 치아에 치석제거를 시행한 경우 차-23-1-가. 1/3악당 소정점수의 50%를 산정함

(3) 치주낭측정검사(periodontal pocket test, 분류번호 : 나-902)

코 드	분 류	상대가치점수	2024년 수가
E9020	치주낭측정검사	20.90	2,010원

① 적응증 : 치주낭의 깊이(periodontal pocket test)를 측정한 경우
② 산정기준 : 1/3악당 1회(전악 유치악 진행 시 최대 횟수 6)
③ 조정항목
  ㉠ 치주낭측정검사 시행결과를 치아당 2곳 이상 진료기록부에 기록(단위 : mm)
  ㉡ 1/2악에 실시한 경우 150%를 산정(횟수 : 1.5)
  ㉢ 1~2개 치아에 시행한 경우 50%를 산정(횟수 : 0.5)
  ㉣ 치주치료 전 과정 중 통상적으로 1회 인정

(4) 치근활택술(root planning, 분류번호 : 차-24)

코 드	분 류	상대가치점수	2024년 수가
U2240	치근활택술	174.62	16,760원

① 적응증

 ㉠ 치은연하의 치석 제거

 ㉡ 변성 백악질 제거, 세균, 내독소 제거

 ㉢ 불규칙한 치근면의 활택

② 산정기준 : 1/3악당 1회

③ 유의사항

 • 함께 산정할 수 있는 항목 : 방사선, 마취, 치주낭측정검사 산정 가능

④ 조정항목

 ㉠ 1일 최대 3회(1악)까지 인정

 ㉡ 치석제거 가. 이후에 시행, 치주소파술 이전에 시행

 ㉢ 1~2개 치아에 시행한 경우 100% 인정(횟수 : 1), 1악을 1/2악씩 나눠 시행 시 횟수 1.5로 산정

 ㉣ 초진에 전처치 없이 치근활택술 산정 가능

 ㉤ 동일 부위 재실시 산정기준

구 분	1개월 이내	1개월 초과~3개월 이내	3개월 초과
산 정	치주치료후처치(가)	치근활택술 50%	치근활택술 100%

(5) 치주소파술(subgingival curettage, 분류번호 : 차-101)

코 드	분 류	상대가치점수	2024년 수가
U1010	치주소파술	239.12	22,960원

① 적응증

 ㉠ 치주낭 내면의 염증조직 제거

 ㉡ 부종성 치은염 치료

 ㉢ 골연상, 골연하 치주낭 제거

② 산정기준 : 1/3악당 1회

③ 유의사항
- 함께 산정할 수 있는 항목 : 마취 필수, 치주낭측정검사, 처방 산정 가능
- 치주소파술 이상의 치주치료를 한 경우, 저용량 독시사이클린(덴티스타캡슐, 1일 2회 30일) 처방 가능

④ 조정항목
  - ㉠ 1일 최대 3회(1악)까지 인정
  - ㉡ 초진에 전처치 없이 시행 시 조정
  - ㉢ 만성 치주질환 상병만 적용
  - ㉣ 1~2개 치아만 시행 시 100% 산정(횟수 : 1), 1/2악 시행 시 150% 산정(횟수 : 1.5)
  - ㉤ 동일 부위 재실시 산정기준

구 분	1개월 이내	1개월 초과~3개월 이내	3개월 초과
산 정	치주치료후처치(가)	치주소파술 50%	치주소파술 100%

⑤ 관련 고시

> **[고 시]**
> 제2000-73호, 2001-01-01 시행
> 치주소파술 후 동일 부위에 재수술 시 수가 산정방법 : 치주소파술 후 동일 부위에 재수술 시 수기료는
> 다음과 같이 산정함
>
> -다 음-
>
> 가. 1개월 이내 : 차-22 가. 치주치료후처치(치석 제거, 치주소파술후)를 준용하여 산정
> 나. 1개월 초과 3개월 이내 : 차-101 치주소파술 소정 금액의 50% 산정
> 다. 3개월 초과 : 차-101 치주소파술 소정 금액 산정

> **[고 시]**
> 제2007-92호, 2007-11-01 시행
> 치주소파술의 인정기준 : 치주소파술은 마취하에 치주 pocket 내의 육아조직을 제거하는 외과적 수술로서
> 대부분 치석 제거 또는 치근활택술 후에 실시하므로 급성(acute) 상태의 치주질환 시술 시 인정하지 아니함

(6) 치은절제술(gingivectomy, 분류번호 : 차-104)

코 드	분 류	상대가치점수	2024년 수가
U1040	치은절제술	461.83	44,340원

① 적응증

치주질환이 원인일 때
- 전처치(치석제거, 치근활택, 치주소파) 필요
- 중등도의 골연상낭 제거
- 치은증식 및 비대에 실시한 경우
- 수술용 칼(blade)을 이용하여 치주낭상피, 결합상피, 육아조직 제거

② 산정기준 : 1/3악당 1회

③ 유의사항
  • 함께 산정할 수 있는 항목 : 마취 필수, 봉합사
④ 조정항목
  ㉠ 치주염으로 인한 치은절제술 시 전처치 필요
  ㉡ 치은절제술 이후 후처치 시 치주치료후처치(나)로 산정
  ㉢ 치은절제술과 치석제거, 치은절제술과 치근활택술 동시 시행 시 치은절제술만 산정
  ㉣ 치은절제술과 치은성형술 동시 시행 시 치은절제술만 산정
  ㉤ 동일 부위 재실시 기준

구 분	1개월 이내	1개월 초과~3개월 이내	3개월 초과
산 정	치주치료후처치(나)	치은절제술 50%	치은절제술 100%

⑤ 관련 고시

> **[고 시]**
> **제2022-82호, 2022-04-01 시행**
> 차-104 치은절제술
> 치은절제술의 급여기준 : 차-104 치은절제술(1/3악당)은 치은증식 또는 치은비대에 실시한 경우 요양급여를 인정함

> **[고 시]**
> **제2023-33호, 2023-03-01 시행**
> 차-103 치은성형술(1/3악당), 차-104 치은절제술(1/3악당) 후 동일부위에 재수술 시 수가산정방법 : 차-103 치은성형술(1/3악당), 차-104 치은절제술(1/3악당) 후 동일 부위에 재수술 시 다음과 같이 산정함
> -다 음-
> 가. 1개월 이내 : 차-22 나. 치주치료후처치(1구강 1회당) - 치주수술 후('치석제거, 치근활택술, 치주소파술 후' 이외의 경우) 소정점수를 산정
> 나. 1개월 초과 3개월 이내 : 해당 항목의 소정점수 50%를 산정
> 다. 3개월 초과 : 해당 항목의 소정점수를 산정

(7) 치은박리소파술(periodontal flap operation, 분류번호 : 차-105)

코 드	분 류	상대가치점수	2024년 수가
U1051	가. 간단(simple)	723.45	69,450원
U1052	나. 복잡[치조골의 성형, 삭제술 포함](complicated)	1,141.72	109,610원

① 적응증
  ㉠ 깊은 치주낭
  ㉡ 치근 분지부의 치료를 위한 시야 확보
  ㉢ 골내낭과 골결손부의 육아조직 제거
  ㉣ 치근활택술의 시행을 위한 접근이 필요한 경우
  ㉤ 필요에 따라 골내낭 제거를 위한 골삭제술이 필요한 경우

ⓑ 가. 간단
- 2개치 이하
- 1/3 이하의 골소실이 있는 경우
- 3~5mm의 치주낭

ⓢ 나. 복잡
- 2개치 이하이나 치근 분지부 골흡수 현상으로 인한 치조골 변형 관찰
- 수직성 골흡수
- 5mm 이상의 깊은 치주낭
- 치근 1/3 이상의 치조골 결손

② 산정기준 : 1/3악당 1회
③ 유의사항
- 함께 산정할 수 있는 항목 : 봉합사, 방사선, 치주낭측정검사, 마취, 투약 산정 가능
④ 조정항목
ⓐ 치은박리소파술 전처치가 필요
ⓑ 치은박리소파술과 발치 동시 시행 시 치은박리소파술 100%, 발치 50% 산정
ⓒ 동일 부위 재실시 산정기준

구 분	6개월 이내	6개월 초과
산 정	치은박리소파술 50%	치은박리소파술 100%

ⓓ 후처치는 치주후처치(나)로 산정
⑤ 관련 고시

[고 시]
제2000-73호, 2001-01-01 시행
치은박리소파술의 간단과 복잡의 구분방법
1. 차-105 가. 치은박리소파술(간단)은 절개 후 치주판막을 박리하여 골결손부의 육아조직을 제거하고 치근면의 치석 및 치근활택술을 시행한 경우 또는 1~2개 치아에 박리술을 시행한 경우에 산정함
2. 차-105 나. 치은박리소파술(복잡)은 골내낭을 제거하면서 치조골의 생리적 형태를 만드는 것으로 골성형술과 지지골을 제거하는 골삭제술을 동시에 실시한 경우에 산정함. 따라서 골성형과 골삭제술이 동반된 경우에는 치아 수에 불문하므로 치은박리소파술(복잡)의 소정 금액을 산정함

[고 시]
제2000-73호, 2001-01-01 시행
치은박리소파수술 후 재수술 시 진료수가 산정방법 : 치은박리소파술 후 재수술을 해야 되는 경우 6개월 이내에는 소정 금액의 50%를 산정하고, 6개월 초과할 때에는 소정 금액의 100%를 산정함

[고 시]
제2015-155호, 2015-09-01 시행
치은박리소파수술과 발치술 동시 시행 시 수가 산정방법 : 동일 부위에 차-105 치은박리소파수술과 차-41 발치술을 동시에 시행한 경우에는 주된 수술은 소정 점수의 100%, 제2의 수술은 소정 점수의 50%(상급 종합병원·종합병원·치과대학부속치과병원의 경우 소정 점수의 70%)로 산정함

(8) 치관확장술(crown lengthening, 분류번호 : 처-101)

코 드	분 류	상대가치점수	2024년 수가
UY101	가. 치은절제술(gingivectomy)	92.16	8,850원
UY102	나. 근단변위판막술(apically positioned flap)	991.76	95,210원
UY103	다. 근단변위판막술 및 치조골삭제술(apically positioned flap and ostectomy of alveolar bone)	1,180.12	106,380원

① 적응증
　㉠ 우식병소, 치아파절선이 치은연하에 위치한 경우
　㉡ 임상적 치관 길이가 짧아 보철물의 유지력이 약한 경우
　㉢ 가. 치은절제술 : 각화치은의 양이 충분하고 생물학적 폭경이 침범되지 않은 경우
　㉣ 나. 근단변위판막술 : 각화치은의 양이 부족하고 생물학적 폭경이 침범되지 않은 경우
　㉤ 다. 근단변위판막술 및 치조골삭제술 : 생물학적 폭경이 침범되어 골삭제가 동반되는 경우
② 산정기준 : 1치당 1회
③ 유의사항
　㉠ 함께 산정할 수 없는 항목 : bur
　㉡ 함께 산정할 수 있는 항목 : 마취, 방사선, 처방, 봉합사
　　• 근관치료 상병명 그대로 적용
　　• 후처치는 치주치료후처치(나)로 산정
　㉢ 전처치 없이 산정 가능
　㉣ 치관확장술(다) : 재심 미리 준비(내역 설명 + 시술전후 방사선 + 치주낭 검사 기록 등)

(9) 잠간고정술(temporary splinting, 분류번호 : 차-34)

코 드	분 류	상대가치점수	2024년 수가
U2341	가. 3치 이하	242.51	23,280원
U2342	나. 4치 이상	336.32	32,290원

① 적응증

ⓣ 불완전한 치아의 탈구

ⓛ 치주질환에 이환된 동요치의 고정

② 산정기준 : 1악당

③ 유의사항

- 함께 산정할 수 없는 항목 : 재료대(강선, 레진) - 급여대상재료는 재료대 산정 가능
- 잠간고정술 + 교합조정술 동시 시행 시 잠간고정술 100%, 교합조정술 50%(상급 종합병원·종합병원·치과대학부속치과병원의 경우 소정 점수의 70%) 산정
- 후처치는 잠간고정술을 하게 된 원인에 따라 상병 및 후처치를 산정

(10) 치주치료후처치(treatment of periodontal disease, 분류번호 : 차-22)

코 드	분 류	상대가치점수	2024년 수가
U2221	가. 치석제거, 치근활택술, 치주소파술 후	17.55	1,680원
U2222	나. 치주수술 후(가. 이외의 경우)	44.49	4,270원

① 적응증 : 치주치료 시행 후 드레싱

② 산정기준 : 1구강당 1회

③ 유의사항

- 치주치료후처치와 수술후처치 동시 시행 시 주된 수가만 인정
- 보통 2~3회 인정, 4회 이상 시 내역 설명 필요

06 보철치료

(1) 급여틀니(denture)

① 개 요
  ㉠ 적응증
    • 레진상 및 금속상 완전틀니 : 상악 또는 하악의 무치악 환자
    • 클래스프(clasp) 유지형 부분틀니 : 상악 또는 하악의 부분 치아결손 환자
  ㉡ 산정기준 : 65세 이상, 7년마다 1회, 악당 산정
  ㉢ 유의사항
    • 시작 전 틀니의 시술대상자 등록이 필요
    • 지정상병명 : K08.1 사고, 추출 또는 국한성 치주병에 의한 치아상실
    • 본인부담금
      – 건강보험가입자 30%
      – 의료급여대상자 1종 5%, 2종 15%
      – 차상위대상자 1종 5%, 2종 15%
    • 기공료, 재료대, 약제비용, 진찰료는 추가 산정 불가

② 레진상 완전틀니(1악당, resin based complete denture, 분류번호 : 찬-1)
  ㉠ 치과의원

코 드	분 류	상대가치점수	2024년 수가
UA101	가. 진단 및 치료계획(1단계, diagnosis and treatment plan)	2,034.86	195,350원
UA111	나. 인상채득(2단계, impression making)	3,391.43	325,580원
UA121	다. 악간관계채득(3단계, jaw-relation record)	2,034.86	195,350원
UA131	라. 납의치 시적(4단계, wax denture try-in)	2,713.14	260,460원
UA141	마. 의치 장착 및 조정(5단계, denture delivery and adjustment)	3,391.43	325,580원

  ㉡ 치과병원

코 드	분 류	상대가치점수	2024년 수가
UA102	가. 진단 및 치료계획(1단계, diagnosis and treatment plan)	2,123.33	203,840원
UA112	나. 인상채득(2단계, impression making)	3,538.88	339,370원
UA122	다. 악간관계채득(3단계, jaw-relation record)	2,123.33	203,840원
UA132	라. 납의치 시적(4단계, wax denture try-in)	2,831.10	271,790원
UA142	마. 의치 장착 및 조정(5단계, denture delivery and adjustment)	3,538.88	339,730원

③ 금속상 완전틀니(1악당, metal based complete denture, 분류번호 : 찬-5)
   ㉠ 치과의원

코 드	분 류	상대가치점수	2024년 수가
UA501	가. 진단 및 치료계획(1단계, diagnosis and treatment plan)	2,034.87	195,350원
UA511	나. 인상채득(2단계, impression making)	4,257.08	408,680원
UA521	다. 악간관계채득(3단계, jaw-relation record)	3,333.40	320,010원
UA531	라. 납의치 시적(4단계, wax denture try-in)	2,713.15	260,460원
UA541	마. 의치 장착 및 조정(5단계, denture delivery and adjustment)	3,391.44	325,580원

   ㉡ 치과병원

코 드	분 류	상대가치점수	2024년 수가
UA502	가. 진단 및 치료계획(1단계, diagnosis and treatment plan)	2,123.34	203,840원
UA512	나. 인상채득(2단계, impression making)	4,442.17	426,450원
UA522	다. 악간관계채득(3단계, jaw-relation record)	3,478.33	333,920원
UA532	라. 납의치 시적(4단계, wax denture try-in)	2,831.11	271,790원
UA542	마. 의치 장착 및 조정(5단계, denture delivery and adjustment)	3,538.90	339,730원

[고 시]
제2016-112호, 2016-07-01 시행
완전틀니(레진상, 금속상) 및 금속상 부분틀니의 인정기준 : 국민건강보험 요양급여에 관한 규칙 [별표2]
비급여대상 4. 바에 따른 65세 이상 틀니의 요양급여대상은 다음과 같이 함
-다 음-
가. 적응증
   (1) 완전틀니(레진상, 금속상) : 상악 또는 하악의 완전 무치악 환자
   (2) 금속상 부분틀니 : 상악 또는 하악(일부 또는 다수)의 치아결손으로 잔존 치아를 이용하여 부분틀니 제작이 가능한 환자
나. 적용 횟수 : 7년 이내 1회 적용을 원칙으로 함. 다만, 구강 상태가 심각하게 변화되어 새로운 틀니 제작이 불가피하다고 인정되는 의학적 소견에 따라 틀니를 재제작할 경우에 한하여 추가 1회 요양급여를 인정함
다. 유지관리 : 틀니 장착 후 3개월 이내 최대 6회 적용을 원칙으로 하며, 동 기간 내 유지관리를 위한 요양급여비용은 진찰료만 산정할 수 있음
라. 수가산정방법 : 틀니요양급여비용은 진료 단계별로 산정함을 원칙으로 하며, 틀니 최종 장착 이전에 중간 단계에서 진료가 중단된 경우에는 해당 단계까지만 비용을 산정함

마. 틀니재료
   (1) 레진상 완전틀니
     • 의치상 : 열중합형 의치상용레진
     • 인공치 : 다중중합레진치아
   (2) 금속상 부분틀니
     • 의치상 : 열중합형 의치상용레진
     • 인공치 : 다중중합레진치아
     • 금속구조물 : 코발트 크롬 금속류
   (3) 금속상 완전틀니
     • 의치상 : 열중합형 의치상용레진
     • 인공치 : 다중중합레진치아
     • 금속상 : 코발트 크롬 금속류
바. 연결유지장치 : 금속상 부분틀니의 경우, 클래스프(clasp) 유지형에 한함

[고 시]

제2021-212호, 2021-08-02 시행

항목 : 찬-1 레진상 완전틀니, 찬-5 금속상 완전틀니 및 찬-3 부분틀니(1악당)

– 적용횟수 : 7년 이내 1회 적용을 원칙으로 함. 다만, 구강상태가 심각하게 변화되어 새로운 틀니제작이 불가피하다고 인정되는 의학적 소견이 있거나, 천재지변 등 그 밖의 부득이한 사유로 틀니를 재제작할 경우에 한하여 추가 1회 요양급여를 인정함

[고 시]

제2022-137호, 2022-06-01 시행

항목 : 찬-1 레진상 완전틀니(1악당)

유리섬유보강재를 사용한 완전틀니의 수가산정방법 : 레진상 완전틀니 제작 시 유리섬유보강재(glass fiber mesh)를 사용하는 경우, 찬-1 레진상 완전틀니(1악당)의 소정점수를 산정하고 '완전틀니(레진상, 금속상) 및 금속상 부분틀니의 인정기준'을 동일하게 적용함

참고

• **천재지변 등 그 밖의 사유란?**
화재·수해 등 천재지변으로 인해 건강보험 틀니가 분실 또는 파손된 경우이며, 동종틀니에 한하여 재제작이 가능

• **제출서류**
1. 건강보험 틀니 대상자 등록 신청서(요양기관)
2. 피해사실 확인서(지자체 발급)
3. 의사소견서(요양기관)-틀니가 파손된 경우만 해당

④ 임시 레진상 완전틀니(1악당, interim resin based complete denture, 분류번호 : 찬-2)

코 드	분 류	상대가치점수	2024년 수가
UA201	가. 치과의원	3,059.81	293,740원
UA202	나. 치과병원	3,192.84	306,510원

㉠ 적응증 : 완전틀니를 전제로 완전틀니 전 임시 완전틀니를 시술한 경우

㉡ 산정기준 : 악당 1회

ⓒ 유의사항
- 발치 당일 장착하는 즉시의치는 산정 불가
- 임시틀니 장착 당일에 산정

> **[고 시]**
> **제2012-71호, 2012-07-01 시행**
> 완전틀니 장착 전 임시 레진상 완전틀니 제작 시 요양급여 인정범위 : 임시 레진상 완전틀니에 대한 요양급여는 완전틀니 제작 전 치아를 발치하여 무치악 상태인 경우에 한하여 인정함

⑤ 부분틀니(1악당, removable partial denture, 분류번호 : 찬-3)
  ㉠ 치과의원

코 드	분 류	상대가치점수	2024년 수가
UA301	가. 진단 및 치료계획(1단계, diagnosis and treatment plan)	2,026.68	194,560원
UA311	나. 지대치 형성 및 인상채득(2단계, tooth preparation and impression making)	2,287.44	219,590원
UA321	다. 금속구조물 시적(3단계, framework try-in)	4,868.66	467,390원
UA331	라. 최종악간관계채득(4단계, definitive jaw-relation record)	1,404.48	134,830원
UA341	마. 납의치 시적(5단계, wax denture try-in)	1,389.63	133,400원
UA351	바. 의치 장착 및 조정(6단계, denture delivery and adjustment)	4,527.03	434,590원

  ㉡ 치과병원

코 드	분 류	상대가치점수	2024년 수가
UA302	가. 진단 및 치료계획(1단계, diagnosis and treatment plan)	2,114.77	203,020원
UA312	나. 지대치 형성 및 인상채득(2단계, tooth preparation and impression making)	2,386.86	229,140원
UA322	다. 금속구조물 시적(3단계, framework try-in)	5,080.35	487,710원
UA332	라. 최종악간관계채득(4단계, definitive jaw-relation record)	1,465.58	140,700원
UA342	마. 납의치 시적(5단계, wax denture try-in)	1,450.00	139,200원
UA352	바. 의치 장착 및 조정(6단계, denture delivery and adjustment)	4,723.85	453,490원

⑥ 임시 레진상 부분틀니(3치 기준, interim resin based partial denture, 분류번호 : 찬-4)

코 드	분 류	상대가치점수	2024년 수가
UA401	가. 치과의원	810.30	77,790원
UA402	나. 치과병원	845.53	81,170원

  ㉠ 적응증 : 부분틀니를 전제로 부분틀니 전 임시 부분틀니를 시술한 경우

ⓛ 산정기준 : 3치 기준, 추가 1치당 77.91점을 별도로 산정

코 드	분 류	상대가치점수	2024년 수가
UA411	치과의원[추가 1치당]	77.91	7,480원
UA412	치과병원[추가 1치당]	77.91	7,480원

ⓒ 유의사항 : 잔존 치아의 치식을 표기하여 청구함

참고

진료 단계별 진료비 비율
• 완전틀니

단 계	진료내용	금속상 완전틀니	레진상 완전틀니
1	진단 및 치료계획	13%	15%
2	인상채득	27%	25%
3	악간관계채득	21%	15%
4	납의치 시적	17%	20%
5	의치 장착 및 조정	22%	25%
합 계		100%	100%

• 부분틀니

단 계	진료내용	부분틀니
1	진단 및 치료계획	12%
2	지대치 형성 및 인상채득	14%
3	금속구조물 시적	30%
4	악간관계채득	9%
5	납의치 시적	8%
6	의치 장착 및 조정	27%
합 계		100%

(2) 틀니 유지관리

① 개 요

ⓐ 지정상병명 : Z46.3 치과보철장치의 부착 및 조정

ⓑ 유지관리 여러 항목을 동시 시행 가능(첨상과 개상은 제외)

ⓒ 사전 등록이 필요함

ⓓ 1월 1일~12월 31일 중 개인별 적용 횟수가 관리됨

ⓔ 행위가 완료된 날 유지관리 등록

ⓕ 무상유지관리

• 최종장착 후 3개월 이내, 6회까지 진찰료만 산정

• 보험틀니를 제작한 요양기관에서만 가능

• 임시틀니는 제외

분 류	유지관리 행위		산정단위	산정 횟수
의치조직면 개조	첨 상	직접법	악 당	연 1회
		간접법	악 당	연 1회
	개 상		악 당	연 1회
	조직조정		악 당	연 2회
의치 수리	인공치 수리		치아당	연 2회
	의치상 수리		악 당	연 2회
의치조정	의치상 조정		악 당	연 2회
	교합조정	단 순	악 당	연 4회
		복 잡	악 당	연 1회
클래스프 수리	단 순		악 당	연 2회
	복 잡		악 당	연 1회

[고 시]

제2018-314호, 2019-01-01 시행

보철물의 유지관리에 대한 일반원칙

1. 완전틀니(레진상, 금속상) 및 급여기준에서 정하고 있는 금속상 부분틀니의 수리 등 유지관리 행위는 국민건강보험법 시행령 [별표2] 제3호 라목 3)·4), 같은 호의 바목에 따라 완전틀니 및 부분틀니 요양급여의 범위에 포함됨
2. 틀니 최종 장착 후 3개월 이내(최대 6회까지)에는 유지관리 행위료를 별도 산정하지 아니하고, 진찰료만 산정할 수 있음
3. 틀니 최종 장착 후 3개월(최대 6회)이 경과한 후에는 급여대상 유지관리 행위별 인정기준에 따라 해당 소정 점수를 별도 산정할 수 있으며, 각 행위별 인정기준에 해당하지 않는 경우에는 해당 요양급여비용을 전액 본인이 부담하도록 함

② 의치조직면 개조(denture tissue surface alteration, 분류번호 : 차-151)

코 드	분 류	상대가치점수	2024년 수가
U1511	가. 첨상(relining) (1) 직접법(direct method)	1,182.79	113,550원
U1512	가. 첨상(relining) (2) 간접법(indirect method)	2,297.60	220,570원
U1513	나. 개상(rebasing)	2,906.67	279,040원
U1514	다. 조직조정(tissue conditioning)	768.13	73,740원

㉠ 가. 첨상 (1) 직접법 : 의치의 내면 부적합이 있는 경우, 자가중합형 의치상용 레진을 이용하여 진료실에서 의치 내면을 개조한 경우

㉡ 가. 첨상 (2) 간접법 : 의치의 내면 부적합과 수직고경 상실이 존재하는 경우, 기능인상을 채득하여 주모형을 제작하고 교합기에 장착한 후 의치상용 레진을 적용한 경우

ⓒ 나. 개상 : 의치의 내면 부적합과 수직고경의 상실이 존재하며, 의치의 변연 및 연마면의 조정이 필요한 경우, 기능인상을 채득하여 주모형을 제작하고 교합기에 장착한 후 의치상용 레진을 적용한 경우

ⓓ 다. 조직조정 : 의치 하방의 연조직에 과도한 압박이나 남용이 관찰되거나 잇몸 염증이 존재하는 경우, 의치상 내면에 연질 이장재를 적용하여 일정시간 이후 과량의 연질 이장재를 제거하는 경우

[고 시]

제2018-314호, 2019-01-01 시행

의치조직면 개조 급여기준 : 의치조직면 개조는 다음과 같이 각각의 요건을 모두 충족하는 경우 요양급여를 인정함

-다 음-

가. 첨상(relining)
  (1) 직접법 : 연 1회 인정
    (가) 의치의 내면 부적합이 존재하는 경우
    (나) 자가중합형 의치상용 레진을 이용하여 진료실에서 의치 내면을 개조한 경우
  (2) 간접법 : 연 1회 인정
    (가) 의치 내면의 부적합과 수직고경 상실이 존재하는 경우
    (나) 기능인상을 채득하여 주모형을 제작하고 교합기에 장착한 후 의치상용 레진을 적용한 경우
나. 개상(rebasing) : 연 1회 인정
  (1) 의치의 내면 부적합과 수직고경 상실이 존재하며, 의치 변연 및 연마면의 조정이 필요한 경우
  (2) 기능인상을 채득하여 주모형을 제작하고 교합기에 장착한 후 의치상용 레진을 적용한 경우
다. 조직조정(tissue conditioning) : 연 2회 인정
  (1) 의치 하방의 연조직에 과도한 압박이나 남용이 관찰되거나 잇몸 염증이 존재하는 경우
  (2) 의치상 내면에 연질 이장재를 적용하여 일정 시간이 경과한 후 과량의 연질 이장재를 제거하는 경우

---

③ 의치 수리(denture repair, 분류번호 : 차-152)

코 드	분 류	상대가치점수	2024년 수가
U1521	가. 인공치 수리[1치당](artificial tooth repair)	765.00	73,440원
U1522	나. 의치상 수리[1악당](denture base repair)	1,182.79	113,550원

ⓐ 가. 인공치 수리 : 인공치의 마모, 파절, 탈락으로 인해 인공치의 교체나 형태를 복원한 경우, 자연치의 상실로 새로운 인공치를 부착한 경우 1치 100%, 2치부터 50% 산정

ⓑ 나. 의치상 수리 : 의치상용 레진을 이용하여 부러진 의치를 원래 형태로 복원하는 경우

[고 시]
제2018-314호, 2019-01-01 시행
의치 수리 급여기준 : 의치 수리는 다음과 같이 각각의 경우 요양급여를 인정함
-다 음-
가. 인공치 수리[1치당](artificial tooth repair) : 연 2회 인정
  (1) 적응증
    (가) 인공치의 마모나 파절 또는 탈락으로 인하여 인공치의 교체나 형태를 복원한 경우
    (나) 자연치의 상실로 새로운 인공치를 부착한 경우
  (2) 산정방법 : 제1치는 인공치 수리 소정 점수의 100%, 제2치부터는 치아 1개당 소정 점수의 50%를 산정함
나. 의치상 수리[1악당](denture base repair) : 연 2회 인정
  의치상용 레진을 이용하여 부러진 의치를 원래 형태로 수리, 복원하는 경우

④ 의치조정(denture adjustment, 분류번호 : 차-153)

코 드	분 류	상대가치점수	2024년 수가
U1531	가. 의치상 조정(denture base adjustment)	781.72	75,050원
U1532	나. 교합조정(occlusal adjustment) (1) 단순(simple)	348.71	32,600원
U1533	나. 교합조정(occlusal adjustment) (2) 복잡(complex)	788.52	75,700원

㉠ 가. 의치상 조정 : 의치의 사용으로 조직에 궤양이나 불편감이 존재하여 조직면, 연마면 부분의 조정이 필요할 때, 압력 지시재를 사용하여 과도한 압력 부위를 삭제한 후 의치 내면을 조정
㉡ 나. 교합조정 (1) 단순 : 의치 착용 후 경미한 교합오차가 있는 경우 구강 내에서 직접 교합조정을 시행
㉢ 나. 교합조정 (2) 복잡 : 의치 착용 후 교합 부조화 양상으로 접촉 후 미끌림(touch and slide)이 1mm 이상 존재할 경우, 의치 장착 상태에서 인상채득 후 교합기에 옮겨 교합조정을 시행

[고 시]
제2018-314호, 2019-01-01 시행
의치조정 급여기준 : 의치조정은 다음과 같이 각각의 요건을 모두 충족하는 경우 요양급여를 인정함
-다 음-
가. 의치상 조정(denture base adjustment) : 연 2회 인정
  (1) 의치의 사용으로 조직에 궤양이나 불편감이 존재하여 조직면, 연마면 부분의 조정이 필요한 경우
  (2) 압력 지시재를 사용하여 과도한 압력 부위를 삭제한 후 의치 내면을 조정하는 경우
나. 교합조정(occlusal adjustment)
  (1) 단순(simple) : 연 4회 인정
    (가) 의치 착용 후 경미한 교합오차가 있는 경우
    (나) 구강 내에서 직접 교합조정을 시행한 경우
  (2) 복잡(complex) : 연 1회 인정
    (가) 의치 착용 후 교합 부조화 양상으로 '접촉 후 미끌림(touch and slide)'이 1mm 이상 존재할 경우
    (나) 의치 장착 상태에서 인상채득 후 의치와 재부착모형을 교합기에 옮겨 교합조정을 시행한 경우

⑤ 클래스프 수리(clasp repair, 분류번호 : 차-154)

코 드	분 류	상대가치점수	2024년 수가
U1541	가. 단순(simple)	765.00	73,440원
U1542	나. 복잡(complex)	1,558.27	149,590원

㉠ 가. 단순 : 가공선을 이용하여 파절된 클래스프를 수리

㉡ 나. 복잡 : 주조법으로 파절된 클래스프를 제작하여 수리

> **[고 시]**
> **제2018-314호, 2019-01-01 시행**
> 클래스프 수리 급여기준 : 부분틀니에서 파절된 클래스프(clasp)의 유지력 회복을 위해 다음과 같이 시행한 경우 요양급여를 인정함
>
> －다 음－
>
> 가. 단순(simple) : 연 2회 인정
> 　　－ 가공선을 이용하여 파절된 클래스프(clasp)를 수리한 경우
> 나. 복잡(complex) : 연 1회 인정
> 　　－ 주조법으로 파절된 클래스프(clasp)를 제작하여 수리한 경우

(3) 임플란트(dental implant, 분류번호 : 차-11)

구 분	코 드	분 류	상대가치점수	2024년 수가
치과의원	UB111	가. 진단 및 치료계획(1단계, diagnosis and treatment plan)	1,336.35	128,290원
	UB121	나. 고정체(본체) 식립술(2단계, fixture placement operation)	5,746.31	551,650원
	UB131	다. 보철수복(3단계, prosthetic restoration)	6,280.86	602,960원
치과병원	UB112	가. 진단 및 치료계획(1단계, diagnosis and treatment plan)	1,394.45	133,870원
	UB122	나. 고정체(본체) 식립술(2단계, fixture placement operation)	5,996.15	575,630원
	UB132	다. 보철수복(3단계, prosthetic restoration)	6,553.94	629,180원

① 적응증 : 상악 또는 하악의 부분 무치악 환자

② 산정기준

　㉠ 65세 이상, 1인당 평생 2개

　㉡ 분리형 식립재료, PFM crown 보철

③ 유의사항

　㉠ 시작 전 임플란트의 시술대상자 등록이 필요

　㉡ 지정상병명 : K08.1 사고, 추출 또는 국한성 치주병에 의한 치아상실

　㉢ 본인부담금

　　• 건강보험가입자 30%

　　• 의료급여대상자 1종 10%, 2종 20%

　　• 차상위대상자 1종 10%, 2종 20%

ⓔ 기공료, 재료대, 약제비용, 진찰료는 추가 산정 불가(예 cover screw, healing abutment)

ⓜ 비급여항목 : 부가수술(골이식술), 인공치, 맞춤형 지대주

ⓗ 진료 단계별 묶음 수가 방식

구 분	진료비 비율	행위료	재료대
1단계	10%	진단 및 치료계획	
2단계	43%	고정체 식립술	사용한 고정체
3단계	47%	보철수복	사용한 지대주

④ 재시술

　ⓐ 2단계 시행 후 골유착 실패 시 재시술 1회만 가능

　ⓑ 재시술 행위료 50%, 재료대 100% 산정(고정체 제거술 산정 불가)

　ⓒ 임플란트 제거술은 산정 불가

⑤ 재료대 인정

　ⓐ「치료재료 급여·비급여 목록 및 급여 상한표」에 의거하여 고시된 상한금액 내에서 요양기관 구입목록 제출에 따른 실구입가로 별도 산정

　ⓑ「치료재료 급여·비급여 목록 및 급여 상한표」에 의거하여 비급여로 등재된 재료는 실구입가로 환자가 전액비용 부담

참고

진료 단계별 진료비 비율
• 치과임플란트

단 계	진료내용	치과임플란트
1	진단 및 치료계획	10%
2	고정체(본체) 식립술	43%
3	보철수복	47%
합 계		100%

---

⑥ 유지관리

　ⓐ 보철 장착 후 3개월 이내 : 진찰료

　ⓑ 보철 장착 후 3개월 초과

　　• 보철관련 비급여

　　• 치주관련 급여

　　※ 유지관리 중 비급여

　　　- 지대주 나사풀림 또는 파절 : 나사조임, 교체

　　　- 보철물 도재의 파절 : 보철물의 수리, 재제작

　　　- 인접치아에 음식물 끼임 : 인접면 재료첨가, 재제작

　　　- 보철물 파절 : 재제작

　　　- 기타 : 보철물 외형조절 또는 구강세정을 위한 보철물 제거, 재장착

임플란트 단계별 포함 행위 항목		
1단계 : 진단 및 치료계획 (15항목)	전신 건강 상태 문진	
	구강검사 및 기록	
	구강검사용 파노라마, 치근단 방사선검사	
	내과적 상태 평가 및 진료 의뢰	
	예비인상채득	
	악궁이전	
	악간관계 기록	
	진단모형 제작	
	교합분석	
	방사선 촬영용 implant stent 제작	
	파노라마 방사선검사 필요시 CT 촬영	
	골질 및 골량 평가	
	안면지지 필요성 평가	
	치료계획 설정	
	수술용 implant stent 제작	
2단계 : 고정체 식립 (24항목)	1차 수술 (13항목)	소 독
		국소마취
		절 개
		판막거상
		골삭제
		fixture 식립
		식립수술 중 방사선사진검사
		cover screw 연결
		봉 합
		식립수술 후 방사선사진검사
		소 독
		발 사
		1차 수술 후 방사선사진검사
	2차 수술 (11항목)	소 독
		국소마취
		절 개
		판막거상
		cover screw 노출
		fixture 주위 골 조정
		healing abutment 연결
		봉 합
		2차 수술 후 방사선사진검사
		소 독
		발 사

3단계 : 보철수복 **(32항목)**	연조직검사
	골유착 정도 검사
	구강검사 및 기록
	임플란트 보철수복 전 파노라마, 치근단 방사선검사
	임상적 치과 임플란트 고정체(fixture) 평가
	진단 및 보철치료계획 확인(나사 또는 시멘트 고정)
	예비인상채득
	개인용 인상트레이의 제작
	fixture level 인상채득 및 주모형 제작
	안궁 이전 및 안각관계채득
	교합기에 모형 연결
	임시지대주 선택
	임시보철물 제작
	임시지대주 장착
	임시보철물 구강 내 장착
	교합조정 및 연마
	환자 만족도 평가, 교합기능 심미 발음 평가
	최종 지대주 선택 또는 제작(기성품, 맞춤형 등)
	최종 지대주 장착
	최대 인상채득 및 주모형 제작
	1차 교합관계 채득
	안궁이전 및 교합기에 모형 제작
	최종 보철 framework 설계 및 제작
	최종 보철 framework 장착 및 평가
	교합관계조정 및 2차 교합관계채득
	색조 선택
	최종 보철물 완성
	최종 보철물의 구강 내 시적
	적합도 및 교합조정 및 연마
	최종 보철물 장착
	최종 보철물 장착 후 파노라마, 치근단 방사선검사
	환자교육(치료 종결)

⑤ 등록 취소와 해지

    ㉠ 취소 : 치식번호 오류, 등록 내역 취소 등 요양기관의 요청에 의함

    ㉡ 해지 : 수신자가 임의로 등록 내역을 해지, 환자 요청에 의함, 평생 개수에 포함

[고 시]

제2016-112호, 2016-07-01 시행

치과임플란트 인정기준 : 국민건강보험 요양급여의 기준에 관한 규칙 [별표 2] 비급여대상 4. 바에 따른 65세 이상 치과임플란트의 요양급여대상은 다음과 같이 함

-다 음-

1. 급여대상

    가. 부분 무치악 환자에 대하여 악골(maxilla or mandible) 내에 분리형 식립재료(고정체, 지대주)를 사용하여 비귀금속 도재관(PFM crown) 보철수복으로 시술된 치과임플란트

    나. 적용 개수

        – 1인당 2개(평생 개념) 이내에서 보험급여를 원칙으로 함. 다만, 치과의사의 의학적 판단하에 불가피하게 시술을 중단하는 경우에는 평생 인정 개수에 포함되지 아니함

    다. 유지관리

        (1) 보철 장착 후 3개월 이내

            – 동 기간 내는 유지관리를 위한 요양급여비용은 진찰료만 산정할 수 있음

        (2) 보철 장착 후 3개월을 초과하는 경우

            – 치과임플란트 주위 치주질환 등으로 처치 및 수술을 시행한 경우에는 해당 급여항목으로 산정함

            – 보철수복과 관련된 유지관리를 비급여함

2. 수가 산정방법

    가. 치과임플란트 요양급여비용은 진료 단계별로 산정함을 원칙으로 하며, 보철수복 이전에 진료가 중단된 경우에는 해당 단계까지만 비용을 산정함

    나. 찬-11-나. 치과임플란트-고정체(본체) 식립술의 재수술 인정기준

        – 고정체 식립술 도중 재식립을 하는 경우에는 일련의 과정으로 인정하지 아니함.

        – 고정체 식립술 후 골유착 실패로 식립된 고정체를 제거하고 재식립하는 경우에는 찬-11-나.의 소정 점수 50%를 1회에 한하여 산정하고(산정코드 세 번째 자리에 2로 기재), 이 경우 고정체 제거술은 별도 산정하지 아니하며, 고정체 재료는 인정함

3. 치료재료

    – 식립재료 고정체(fixture)와 지대주(abutment)는 별도 산정하고, 그 외 재료(cover screw, healing abutment 등) 및 보철수복 재료는 찬-11 치과임플란트 소정 점수에 포함되어 별도 산정할 수 없음. 다만, 맞춤형 지대주(custom abutment)는 비급여함(시술행위는 급여)

4. 다만, 아래 중 하나에 해당되는 치과임플란트 시술은 요양급여하지 아니함(시술 전체 비급여)

-아 래-

    가. 완전 무치악 환자에게 시술하는 경우

    나. 상악골(maxilla)를 관통하여 관골(zygoma)에 식립하는 경우

    다. 일체형 식립재료로 시술하는 경우

    라. 보철수복 재료를 비귀금속도재관(PFM crown) 이외로 시술하는 경우

---

(4) 임플란트의 유지관리

① 임플란트 제거술

㉠ 연령, 보험임플란트와 무관하게 산정

㉡ 보철물 수복 이후 3개월 이후 산정. 3개월 이전은 비급여 산정

㉢ 가. 임플란트 제거술(단순) : 유착 실패로 동요도가 있을 때

㉣ 나. 임플란트 제거술(복잡) : 동요도 없음. trephine bur 전용 키트를 사용하여 제거 시 bur(가) 산정 가능

② 보철 장착 후 3개월 이내

㉠ 횟수 무제한

㉡ 재진 진찰료만 청구

㉢ 임플란트 시술한 병원에서만 유지관리 산정 가능

③ 보철 장착 후 3개월 이후

㉠ 비급여사항 : 나사 풀림, 포셀린 파절, 식편압입, 지대주 파절 등

• 보철 관련
  - 임플란트 보철물 탈락 → 보철물 재부착 산정
  - 나사 삽입구 재충전 → 충전 + 충전물 연마 산정(재충전재료가 보험재료대인 경우)
  - 임플란트 나사 및 지대주 파절편 제거 → 악골 내 고정용 금속 제거술(단, 판막거상 시)과 bur(다) 산정

• 치주 관련
  - 치주수술과 임플란트 제거술 → 높은 수가 100% + 낮은 수가 50% + 봉합사 산정
  - 임플란트 주위염 점막박리소파술 → 치은박리소파술 간단 또는 복잡 + 봉합사 산정
  - 임플란트 표면처치(표면세정, 무독화, 나사선 형성) → 1~2개 해도 치근면처치 200% 산정
  - 임플란트 주위염 치조골 결손부 골이식 → 치조골 결손부 골이식술 + 봉합사 산정
  - 임플란트 주위염 골유도 재생술 → 조직유도재생술 + 봉합사 산정

> **[고 시]**
> 제2014-100호, 2014-07-01 시행
> 치과임플란트 치아주위염 점막박리소파술 : 치주질환 등으로 치과임플란트 치아주위염 점막박리소파술을 실시하는 경우에는 실시행위에 따라 차-105 치은박리소파술 가. 간단 또는 나. 복잡의 소정 점수에 포함됨

[고 시]
제2014-100호, 2014-07-01 시행
치과임플란트 점막관통 이행부 재형성술 : 치주질환 등으로 치주질환 처치 후 치과임플란트를 점막으로 완전 피개하였다가 구강 내로 재노출시키는 방법인 치과임플란트 점막관통 이행부 재형성술을 실시하는 경우에는 차-105-가 치은박리소파술[1/3악당]-간단의 소정 점수에 포함하거나, 치은이식술을 동반하는 경우에는 차-111 치은이식술의 소정 점수에 포함됨(치은박리소파술을 동시에 시행한 경우에도 별도 산정할 수 없음)

[고 시]
제2014-100호, 2014-07-01 시행
치과임플란트 치아에 치아 표면처치술(표면세정, 무독화시술, 나사선형성술 등) : 치과임플란트 치아에 치주외과적 수술 처치 후에 실시하는 치과임플란트 표면처치술(나사선성형술 등)을 실시한 경우에는 1~2개 치아에 실시하였다하더라도 차-106 치근면처치술[1/3악당] 소정 점수의 200%를 산정함

01 유사행위 간 상대가치점수의 비교

(1) 검 사

검 사	근관장측정검사	치주낭측정검사	전기치수반응검사	정량광형광기를 이용한 우식검사
기 준	근관당	1/3악당	구강당	구강당
상대가치점수	18.09	20.90	28.60	37.34
2024년 수가	17.40원	2,010원	2,750원	3,580원

[상대가치점수의 비교]
- 근관장측정검사(1근관당) < 치주낭측정검사(1/3악당) < 전기치수검사(구강당) < 정량광형광기를 이용한 우식검사(구강당)

(2) 후처치

검 사	치주치료후처치(간단)	수술후처치(간단)	치주치료후처치(복잡)	수술후처치(복잡)
기 준	구강당	구강당	구강당	구강당
상대가치점수	17.55	20.91	44.49	109.09
2024년 수가	1,680원	2,010원	4,270원	10,470원

[상대가치점수의 비교]
- 치주치료후처치(간단) < 수술후처치(간단) < 치주치료후처치(복잡) < 수술후처치(복잡)

(3) 마취행위료

검 사	침윤마취	이신경 전달마취	후상치조신경 전달마취	비구개신경 전달마취	안와하신경전 달마취	하치조신경 전달마취
기 준	1/3악당	1/2악당	1/2악당	1/2악당	1/2악당	1/2악당
상대가치점수	18.4	47.47	47.47	47.47	60.55	60.67
2024년 수가	1,770원	4,560원	4,560원	4,560원	5,810원	5,820원

[상대가치점수의 비교]
- 침윤마취(1/3악당) < 이신경전달마취(1/2악당) = 후상치조신경전달마취(1/2악당) = 비구개신경전달마취(1/2악당) < 안와하신경전달마취(1/2악당) < 하치조신경전달마취(1/2악당)

(4) 방사선 촬영 및 판독료

기 준	치근단 1매	교익 1매	치근단 동시 2매	치근단 2매	치근단 동시 3매
상대가치점수	46.64	55.12	73.38	46.64×2	106.65
2024년 수가	4,480원	5,290원	7,040원	8,960원	13,120원
기 준	치근단 3매	파노라마 일반	치근단 4매	파노라마 특수 (악관절, 악골절단면)	CT 가. 일반
상대가치점수	46.64×3	148.95	46.64×4	171.30	582.68
2024년 수가	13,440원	14,300원	17,920원	16,440원	55,940원

[상대가치점수의 비교]
- 치근단 촬영 판독 1매 < 교익 촬영 < 치근단 촬영 판독 동시 2매 < 치근단 촬영 판독 2매 < 치근단 촬영 판독 동시 3매 < 치근단 촬영 판독 3회 < 파노라마 촬영 판독(일반) < 치근단 촬영 판독 4매 < Cone beam 전산화 단층영상진단(가. 일반) < Cone beam 전산화 단층영상진단(나. 3차원 CT)

(5) 보존치료

검 사	보통처치	지각과민 처치 가.	치아진정 처치	치수복조	지각과민 처치 나.	응급근관 처치	치수절단
기 준	치아당	치아당	치아당	치아당	치아당	치아당	치아당
상대가치점수	13.24	14.96	19.08	28.42	36.00	75.05	115.82
2024년 수가	1,270원	1,440원	1,830원	2,730원	3,460원	7,200원	11,120원

[상대가치점수의 비교]
- 보통처치 < 지각과민처치 가. < 치아진정처치 < 치수복조 < 지각과민처치 나. < 응급근관처치 < 치수절단

(6) 보철물 관련 행위료

검 사	파절편 제거	수복물 제거 간단	보철물 재부착	수복물 제거 복잡	근관 내 기존 충전물 제거	금속재 포스트 제거
기 준	치아당	치아당	치아당	치아당	근관당	제거한 포스트 개수
상대가치점수	12.49	15.09	28.87	75.61	143.99	167.51
2024년 수가	1,200원	1,450원	2,770원	7,260원	13,820원	16,080원

[상대가치점수의 비교]
- 파절편 제거 < 수복물 제거 간단 < 보철물 재부착 < 수복물 제거 복잡 < 근관 내 기존 충전물 제거 < 금속재 포스트 제거

(7) 발 치

검 사	유치발치	전치발치	구치발치	난발치	단순 매복발치	복잡 매복발치	완전 매복발치
기 준	치아당	치아당	치아당	치아당	치아당	치아당	치아당
상대가치점수	33.33	67.15	110.17	240.73	363.23	645.29	888.27
2024년 수가	3,200원	6,450원	10,580원	23,110원	34,870원	61,950원	85,180원
bur(가) 산정	×	×	×	필 수	가 능	필 수	필 수
봉합사 산정	×	×	×	×	×	×	×
방사선 산정	가 능	가 능	가 능	가급적 필수	필 수	필 수	필 수

[상대가치점수의 비교]

- 유치발치 < 전치발치 < 구치발치 < 난발치 < 단순매복발치 < 복잡매복발치 < 완전매복발치
- 유치발치 < 전치발치 < 구치발치 < 난발치 + bur < 단순매복발치 < 복잡매복발치 < 완전매복발치
- 유치발치 < 전치발치 < 구치발치 < 난발치 + bur < 단순매복발치 + bur < 복잡매복발치 < 완전매복발치
- 유치발치 < 전치발치 < 구치발치 < 난발치 + bur < 단순매복발치 + bur < 복잡매복발치 + bur < 완전매복발치
- 유치발치 < 전치발치 < 구치발치 < 난발치 + bur < 단순매복발치 + bur < 복잡매복발치 + bur < 완전매복발치 + bur

> **참고**
> - bur(가)는 6,980원 정액재료이다.
> - bur(가)의 적용은 상대가치점수 비교에 영향이 없다.

02 동일 부위 동시 처치 산정

(1) 각각 산정(100% + 100%)

① 교합조정 + 치석제거/치근활택술/치주소파술

② 교합조정 + 구강내소염수술

③ 치면열구전색 + 치은판절제술

④ 충전치료 + 치은판절제술

⑤ 충전치료 + 충전물연마

⑥ 발수 + 치아파절편제거

⑦ 당일발수근충 + 즉일충전처치(충전)

⑧ 근관치료 + 치근절제술/치근단절제술/치은판절제술/치은절제술/치관확장술

⑨ 근관치료 + 치주치료

⑩ 구강내소염수술 + 근관치료

⑪ 구강내소염수술 + 치주치료

(2) 주된 처치만 산정(100% + 0%)

① 진정처치 + 치수복조 → 치수복조만 청구

② 진정처치 + 즉일충전처치 → 즉일충전처치만 청구

③ 치수복조 + 즉일충전처치 → 즉일충전처치만 청구

④ 지각과민처치(가) + 지각과민처치(나) → 지각과민처치(나)만 청구

⑤ 지각과민처치(가) or (나) + 치주치료 → 치주치료만 청구

⑥ 교합조정 + 즉일충전처치 → 즉일충전처치만 청구

⑦ 교합조정 + 근관치료 → 근관치료만 청구

⑧ 보철물제거(간단) + 보철물제거(복잡) → 보철물제거(복잡)만 청구

⑨ 응급근관처치 + 발수 → 발수만 청구

⑩ 근관세척 + 발수 → 발수만 청구

⑪ 근관세척 + 근관충전 → 근관충전만 청구

⑫ 치석제거 + 치근활택술 → 치근활택술만 청구

⑬ 치주후처치(간단) + 수술후처치(간단) → 수술후처치(간단)만 청구

⑭ 치조골성형수술 + 치은박리소파술(간단) → 치은박리소파술(복잡)로 청구

⑮ 치조골성형수술 + 치은박리소파술(복잡) → 치은박리소파술(복잡)만 청구

⑯ 치조골성형수술 + 복잡매복발치 → 복잡매복발치만 청구

⑰ 치조골성형수술 + 완전매복발치 → 완전매복발치만 청구

(3) 주된 처치 100%, 부수 처치 50% 산정(100% + 50%)

① 고 정

ㄱ 난발치 + 치조골성형수술 → 난발치 100% + 치조골성형수술 50%

ㄴ 잠간고정술 + 교합조정술 → 잠간고정술 100% + 교합조정술 50%

ㄷ 치관수복물 제거 + 금속재 포스트 제거 + 근관 내 기존 충전물 제거

  → 치관수복물 제거 100% + 금속재 포스트 제거 100% + 근관 내 기존 충전물 제거 50%

ㄹ 금속재 포스트 제거 + 근관 내 기존 충전물 제거

  → 금속재 포스트 제거 100% + 근관 내 기존 충전물 제거 50%

② 비교를 통해 확정

ㄱ 치조골성형수술 + 단순발치/난발치

• 수가비교 : 발치(전치) < 치조골성형수술 < 발치(구치) < 난발치

ㄴ 치근낭적출술 + 발치/치근단절제술

• 수가비교 : 발치(전치) < 발치(구치) < 치근낭적출술(가) < 치근낭적출술(나) < 치근단절제술(전치) < 치근낭적출술(다) < 치근단절제술(구치) < 치근낭적출술(라)

> **참고**
>
> 상급 종합병원·종합병원·치과대학부속치과병원의 경우 주된 처치(높은 수가, 제1수술) 100% + 부수 처치(낮은 수가, 제2수술) 70%를 산정한다.

(4) 재시행 시 진찰료만 산정

① 치면열구전색술을 동일 의료기관에서 동일 치아에 2년 이내 재시행

② 지각과민처치(나)를 동일 의료기관에서 동일 치아에 6개월 이내 재시행

03 산정 단위별 행위항목 구분

산정단위		행위항목
1근관당 1회	근 관	발수, 근관와동형성, 근관확대, 근관성형, 근관세척, 단순근관충전, 가압근관충전, 당일발수근충
	검 사	근관장측정검사
	제 거	근관 내 기존 충전물 제거, 금속재 포스트 제거
1치당 1회	보 존	보통처치, 치아진정처치, 치수복조, 지각과민처치(가, 나), 치아파절편제거, 교합조정술, 즉일충전처치, 충전, 충전물 연마
	예 방	치면열구전색
	보 철	보철물 재부착, 인공치수리, 임플란트(1, 2, 3단계)
	근 관	치수절단, 응급근관처치
	외 과	발치, 치조골성형수술, 치아재식술, 탈구치아정복술, 치근단절제술, 치관확장술
1/3악당 1회	마 취	침윤마취
	검 사	치주낭측정검사
	치 주	치면세마, 치석제거(가. 1/3악), 치근활택술, 치주소파술, 치은절제술, 치은박리소파술
1/2악당 1회	마 취	하치조신경전달마취, 후상치조신경전달마취, 이신경전달마취
	외 과	구강내소염수술
1악당 1회	보 존	러버댐 장착
	보 철	급여틀니(완전 1~5단계, 부분 1~6단계), 틀니유지관리(인공치수리만 제외)
	치 주	상고정장치술, 잠간고정술(3치 이하, 4치 이상)
1구강당 1회	검 사	전기치수반응검사
	외 과	발치와재소파술, 수술후처치, 치주치료후처치
	치 주	치은판절제술, 치석제거(나. 전악)

PART 02

기출유형
모의고사

제1회	기출유형 모의고사
제2회	기출유형 모의고사
제3회	기출유형 모의고사

01 진료비 구성에 대한 설명으로 적절하지 않은 것은?

① 총진료비는 행위료와 재료대로 구성된다.

② 기본진찰료는 초진이 재진보다 높다.

③ Ni-Ti file과 bur는 정액재료 항목이다.

④ 요양기관의 종별에 따라 가산율이 다르다.

⑤ 공휴일에는 기본진찰료에 가산된다.

해설

- 총진료비 = 진찰료 + 행위료 + 약제료 + 재료대 + 가산율
- 기본진찰료의 상대가치 점수
  - 치과의원 : 초진료 > 재진료
  - 치과병원 : 초진료 > 재진료
- 정액재료 항목
  Ni-Ti file 12,000원, bur(가) 6,980원, bur(나) 39,980원, bur(다) 28,070원
- 요양기관의 종별 가산율

구 분	건강보험	의료급여
치과의원	0%	0%
치과병원	5%	2%

- 공휴일과 야간진료에 대한 가산은 기본진찰료에 적용된다.
- 연령에 따른 가산율과, 요양기관 종별 가산율은 진료행위료에 적용된다.

02 의료기관의 종별 가산율이 2%인 것은?

① 치과의원에 내원한 건강보험환자

② 치과의원에 내원한 의료급여환자

③ 치과병원에 내원한 건강보험환자

④ 치과병원에 내원한 의료급여환자

⑤ 치과의원에 내원한 자보·산재환자

해설

요양기관의 종별 가산율

구 분	건강보험	의료급여
치과의원	0%	0%
치과병원	5%	2%

※ 치과의원에 내원한 자보·산재환자는 의료기관 종별 가산율 0%이다(적용하지 않음).

03 가산율에 대한 설명으로 적절한 것은?

① 70세 이상은 마취료의 20%를 가산한다.

② 6세 이상의 파노라마 방사선 단순 촬영료는 15%를 가산한다.

③ 8세 미만의 발치는 진료행위료의 30%를 가산한다.

④ 1세 미만의 진찰료는 초진료에서 26.45점을 가산한다.

⑤ 1세 이상 6세 미만은 마취료의 20%를 가산한다.

해설
- 70세 이상은 마취료의 30%를 가산한다.
- 6세 미만의 파노라마 방사선 단순 촬영료는 15%를 가산한다(방사선 단순 촬영료(치근단, 파노라마) : 15%, 방사선 특수영상진단료 (Corn Beam CT) : 20%).
- 8세 미만의 진료행위료 30% 가산항목
  - 즉일충전처치, 충전, 와동형성, 치수절단, 응급근관처치, 발수, 근관와동형성, 근관확대(근관성형), 근관세척, 근관충전, 보통처치, 치아진정처치, 치아파절편제거, 치면열구전색
  - 가산항목이 아닌 것 : 발치, 러버댐 등
- 1세 미만의 진찰료는 초진료에서 26.45점을 가산, 재진료에서 16.67점을 가산한다(1세 미만, 1세 이상~6세 미만은 진찰료에 소정 점수로 가산).
- 1세 이상 6세 미만과 70세 이상은 마취료의 30%를 가산한다.

04 5세의 김지혜 환자가 치과의원에서 치료를 받은 경우의 본인부담금은?

① 10%

② 20%

③ 21%

④ 28%

⑤ 40%

해설
- 6세 미만의 본인부담률

구 분	치과의원	치과병원(동지역)
본인부담률	21%	28%

- 6세 이상~65세 미만의 본인부담률

구 분	치과의원	치과병원(동지역)
본인부담률	30%	40%

- 65세 이상 본인부담률

구 분	치과의원(진료비총액 기준)		치과병원(동지역)
본인부담률	15,000원 이하	1,500원	40%
	15,000원 초과~20,000원 이하	10%	
	20,000원 초과~25,000원 이하	20%	
	25,000원 초과, 치과임플란트, 급여 틀니	30%	

05 서울특별시에 거주하는 70세 김수미 환자가 치과병원에서 진료를 받고, 총진료비로 23,000원이 나왔다. 이때 본인부담금은?

① 1,500원

② 2,300원

③ 4,600원

④ 6,900원

⑤ 9,200원

해설

65세 이상의 본인부담률 중 치과병원은 총진료비와 무관하게 40%를 적용한다.

23,000원 × 40% = 9,200원

따라서 본인부담금은 9,200원이다.

06 제주특별자치도에 거주하는 17세, 의료급여 1종의 이지은 환자가 치과의원을 방문했을 때 적용되는 본인부담금은?

① 총액의 15%

② 2,000원

③ 1,500원

④ 1,000원

⑤ 본인부담금 면제

해설

의료급여 1종 수급권자 중 본인부담금 면제대상자

사유 발생 시 일괄 적용	• 18세 미만자 • 행려환자 • 등록 결핵질환자 • 등록 중증질환자(암환자 포함) • 등록 희귀질환자 • 등록 중증 난치성질환자(장기이식환자 포함) • 선택의료급여기관 이용자
신청에 의한 적용	• 20세 이하의 중·고등학교에 재학 중인 자 • 임신부 • 가정간호를 받고 있는 자

07 의료급여 2종 환자가 치과의원에서 마취 후 하악 제2대구치를 단순발치하고, 원외 처방전이 발행된 경우의 본인부담금은?

① 본인부담금 면제

② 1,000원

③ 1,500원

④ 2,000원

⑤ 총액의 15%

해설

의료급여(1종, 2종) 환자의 치과의원 진료 시 원외처방이 있는 경우(의약품 사용 무관) 본인부담금은 1,000원이다.

구 분		본인부담률		
		원외처방(X)		원외처방(O)
		의약품(O)	의약품(X)	의약품 상관없음
치과의원	1, 2종 공통	1,500원	1,000원	
치과병원(시·도)	1종	2,000원	1,500원	
	2종	총액의 15%(임산부는 총액의 5%)		

08 진찰료만 산정할 수 없는 경우는?

① 구강건조증 처치

② 치태조절교육

③ 측두하악장애 행동요법

④ 구내염에 연고 도포

⑤ 치수온도검사

해설

치태조절교육은 비급여 치료내용에 포함한다.

진찰료만 산정하는 경우

• 진찰 및 상담만 한 경우(검사결과 확인을 위한 내원)

• 처방전만 발행

• 요양급여비용명세서, 소견서, 촉탁서 등 발행

• 개폐구검사, 치아동요검사, 치수온도검사

• 구강건조증의 처치, 구내염에 약물 도포

• 치은염, 지치주위염, 발치 전 동통 감소를 위한 간단한 구강연조직질환 처치

• 구강안면 저수준 레이저치료

• 측두하악장애행동요법

• 본원에서 동일 치아에 시행한 실란트를 2년 이내 재시행한 경우

• 본원에서 동일 치아에 차-4-지각과민처치(나)를 6개월 이내 재시행한 경우

09 재진 진찰료를 산정하는 것은?

① 3월 1일 #27 상아질 우식으로 인한 아말감 충전 시행, 5월 5일 #27 아말감이 깨져 내원하여 발수를 시행

② 4월 1일 치석 제거(1/3악당)를 전악 시행 후 환자 사정에 의해 6월 1일 치주소파술 시행

③ 5월 1일 내원하여 타 치과에서 사랑니 발치한 부위의 소독 시행

④ 6월 1일 내원하여 타 치과에서 촬영한 파노라마를 참고하여 발치 시행

⑤ 7월 1일 #17 치주소파술 시행, 8월 2일 #37 부위에 과민성 상아질로 시려서 gluma 도포 시행

해설
- 해당 상병으로 진료 종결 후 새로운 상병 및 진료가 시작되는 경우 초진으로 산정
- 해당 상병으로 진료 종결 후 동일 상병 재발로 내원한 경우 초진이나 30일 이내는 재진으로 산정
- 만성 치주질환 치료 시 치료의 종결 여부가 불명확하면 90일 이내 동일 부위 처치 시 재진으로 산정
- 타 치과에서 진료 후 새로운 의료기관, 새로운 진료과목 의사에게 진료를 받으면 초진으로 산정

10 처방전 발행에 대한 설명으로 옳은 것은?

① 교부번호는 심평원과 동일해야 한다.

② 항생제의 일률적인 처방을 지향한다.

③ 고함량 배수처방조제를 지향한다.

④ 처방료는 외래관리료 이외의 별도의 수가가 있다.

⑤ 일률적인 고가 약의 처방은 지양한다.

해설
- 교부번호는 약국과 병·의원이 동일해야 한다.
- 항생제와 소화제의 일률적 처방은 지양한다.
- 저함량 배수처방조제를 지양한다.
- 처방료는 초진 및 재진 진찰료 중 외래관리료에 포함되어 별도의 수가가 없다.

11 비급여 임플란트 환자의 처방 구분으로 적절한 것은?

① 건강보험
② 의료급여
③ 자동차보험
④ 기 타
⑤ 산재보험

해설

비급여 진료 후 비급여 처방전 발행은 '기타'로 구분한다.
※ 처방전의 구분 : 건강보험, 의료보호, 산재보험, 자동차보험, 기타

12 치면열구전색술의 적합한 상병명은?

① Z29.8 기타 명시된 예방적 조치
② T85.6 치과보철물의 파절 및 상실
③ K02.8 기타 치아우식
④ Z46.3 치과보철장치의 부착 및 조정
⑤ K02.0 법랑질에 제한된 우식

해설

• T85.6 치과보철물의 파절 및 상실 : 보철물 재부착
• K02.0 법랑질에 제한된 우식 : 충전, 즉일충전처치, 보통처치
• K02.8 기타 치아우식 : 즉일충전처치, 충전, 2차 우식으로 인한 발치 등
• Z46.3 치과보철장치의 부착 및 조정 : 틀니유지관리

13 난발치에 적합한 상병이 아닌 것은?

① K00.22 치아의 유착(골유착)

② K00.29 치근비대

③ K05.30 만성 단순치주염

④ K00.44 만곡치(절렬)

⑤ K03.5 치아강직증

해설

K05.30 만성 단순치주염의 상병명은 치주치료에 적용한다.

• 매복치 : 각 치아에 해당하는 매복치 상병으로 적용

• 난발치 : 치아의 골유착, 치근비대, 치아강직, 만곡치의 상병으로 적용

• 단순 발치 : 우식, 치주염의 상병으로 적용

14 구강내소염수술에 적합한 상병은?

① K04.5 만성 근단치주염

② K04.7 동이 없는 근단 주위 농양

③ K10.3 턱의 치조염

④ K05.31 만성 복합치주염

⑤ K05.21 동이 있는 잇몸 기원의 치주농양

해설

• 구강내소염수술에 적합한 상병

  – K04.7 동이 없는 근단주위농양

  – K05.20 동이 없는 잇몸 기원의 치주농양

• K04.5 만성 근단치주염 : 치근단절제술이나 재근관치료에 적용

• K10.3 턱의 치조염 : 발치와재소파술에 적용

• K05.31 만성 복합치주염 : 치주치료(치석제거, 치근활택술, 치주소파술, 치은박리소파술), 치은절제술, 잠간고정술, 단순 발치에 적용

• K05.21 동이 있는 잇몸 기원의 치주농양 : 치주치료(치석제거, 치근활택술, 치주소파술), 단순 발치에 적용

15 보험임플란트 1단계 산정에 적합한 상병은?

① K05.XX 치은염 및 치주질환

② T85.6 치과보철물의 파절 및 상실

③ K06.10 치은섬유종증

④ K08.1 사고, 추출 또는 국한된 치주질환에 의한 치아상실

⑤ Z46.3 치과보철장치의 부착 및 조정

해설

• K05.XX 치은염 및 치주질환 : 임플란트주위염

• T85.6 치과보철물의 파절 및 상실 : 보철물 재부착, 임플란트 홀(hole) 충전

• K06.10 치은섬유종증 : 치은절제술

• K08.1 사고, 추출 또는 국한된 치주질환에 의한 치아상실 : 보험임플란트, 보험틀니

• Z46.3 치과보철장치의 부착 및 조정 : 틀니 유지관리

16 근관충전을 용이하게 하기 위해, 근관을 소독하고, 기구조직 및 충전하기 적합하게 하기 위한 모양으로
형성하는 술식은?

① 발 수

② 근관와동형성

③ 근관세척

④ 근관성형

⑤ 단순근관충전

해설

• 발수 : 근관 내부의 살아 있는 치수나 괴사된 염증조직을 제거하는 술식

• 근관와동형성 : 근관의 입구를 찾기 위한 술식

• 근관세척 : 근관치료 과정의 배농 또는 첨약을 시행하는 술식

• 단순근관충전 : 영구치의 single cone technique, 미성숙 영구치의 치근첨형성술, 유치의 근관충전이 해당

17 발치 후 잔존 치조골이 날카로운 경우, 발치와 동시에 시행하거나 발치 후 환자의 불편감 호소로 제거를 시행하는 술식은?

① 발치와재소파술

② 치조골성형수술

③ 치은판절제술

④ 수술후처치

⑤ 치은절제술

해설

- 발치와재소파술 : 발치 후 발치와에 염증이 생긴 경우 발치와를 재소파하는 술식
- 치은판절제술
  - 맹출장애로 인한 영구치의 치은판을 절제하는 술식
  - 치은판절제술의 적응증
    ⓐ 오래된 치아우식와동 상방으로 증식된 치은식육 제거
    ⓑ 파절된 치아 상방으로 증식된 치은식육 제거
    ⓒ 치아맹출을 위한 개창술
    ⓓ 부분 맹출 치아 또는 유치의 우식치료를 위한 치은판 제거
    ⓔ 급성 또는 만성 지치주위염 치아의 치관 상방을 덮고 있는 치은판 제거
- 수술후처치 : 구강 내 소수술이나 발치 후 소독 등의 단순처치 술식
- 치은절제술 : 치주질환에 의한 치은의 이상 증식이나 비정상적 치은을 절제하는 술식

18 불완전한 탈구나 치주질환에 이환된 동요치를 고정하는 술식은?

① 잠간고정술

② 탈구치아정복술

③ 상고정장치술

④ 치아재식술

⑤ 근단변위판막술

해설

- 탈구치아정복술 : 외상이 원인으로, 치조와 내 혹은 치조골 내에서 위치가 이동하여 제 위치에 정복시키는 술식
- 상고정장치술 : 연조직 창상의 지혈을 위한 연조직의 압박, 동요치를 고정시키는 술식
- 치아재식술 : 외상으로 인해 치아가 이탈된 경우 제 위치에 재식시키는 술식
- 근단변위판막술 : 치관확장술에 해당하는 세부 술식
  - 치관확장술 가. 치은절제술
  - 치관확장술 나. 근단변위판막술
  - 치관확장술 다. 근단변위판막술 및 치조골삭제술

19 발치의 상대가치점수에 대한 비교로 옳은 것은?

① 구치발치 < 전치발치

② 난발치 + bur < 단순매복발치

③ 완전매복발치 < 복잡매복발치 + bur

④ 전치발치 < 유치발치

⑤ 복잡매복발치 < 난발치 + bur

해설

검 사	유치발치	전치발치	구치발치	난발치	단순매복발치	복잡매복발치	완전매복발치
기 준	치아당	치아당	치아당	치아당	치아당	치아당	치아당
상대가치점수	33.33	67.15	110.17	240.73	363.23	645.29	888.27
2024년 수가	3,200원	6,450원	10,580원	23,110원	34,870원	61,950원	85,180원
bur(가) 산정	×	×	×	필수	가능	필수	필수
봉합사 산정	×	×	×	×	×	×	×
방사선 산정	가능	가능	가능	가급적 필수	필수	필수	필수

20 행위료에 대한 비교로 옳은 것은?

① 수술후처치(간단) < 치주치료후처치(간단) < 치주치료후처치(복잡) < 수술후처치(복잡)

② 수술후처치(간단) < 치주치료후처치(복잡) < 치주치료후처치(간단) < 수술후처치(복잡)

③ 수술후처치(간단) < 수술후처치(복잡) < 치주치료후처치(간단) < 치주치료후처치(복잡)

④ 치주치료후처치(간단) < 수술후처치(간단) < 치주치료후처치(복잡) < 수술후처치(복잡)

⑤ 치주치료후처치(간단) < 수술후처치(간단) < 수술후처치(복잡) < 치주치료후처치(복잡)

해설

검 사	치주치료후처치(간단)	수술후처치(간단)	치주치료후처치(복잡)	수술후처치(복잡)
기 준	구강당	구강당	구강당	구강당
상대가치점수	17.55	20.91	44.49	109.09
2024년 수가	1,680원	2,010원	4,270원	10,470원

21 비급여 치아검사 항목이 아닌 것은?

① 구취 측정

② 교합음도검사

③ 인상채득 및 모형 제작

④ 타액검사

⑤ 구강안면 저수준 레이저치료

해설

- 비급여 적용 치아검사 항목
  - 교합음도검사
  - 구취 측정
  - 치아우식활성도 검사
  - 타액검사(분비율, 점조도, pH, 완충기능검사)
  - 하악 과두 위치와 운동검사 및 분석
  - 인상채득 및 모형 제작(1악당)
- 구강안면 저수준 레이저치료 : 기본진찰료에 포함

22 비급여 구강외과 수술 항목이 아닌 것은?

① 자가치아이식술

② 치관노출술

③ 생리조직처리 자가골이식술

④ 잇몸웃음교정술

⑤ 신속한 교정치료를 위한 피질골절단술

해설

- 비급여 구강외과 수술
  - 신속한 교정치료를 위한 피질골절단술
  - 자가치아이식술
  - 생체조직처리 자가골이식술(골형단백(BMP)을 추출하여 시행하는 경우)
  - 치관노출술[1치당]
- 비급여 치주질환 수술
  - 치은착색제거술
  - 잇몸웃음교정술
  - 심미적 치관형성술
  - 외과적 치아정출술[1치당]

23 마취료에 대한 산정으로 적절한 것은?

① 표면마취행위료는 별도로 산정한다.

② 65세 이상은 마취행위료에 30%를 가산한다.

③ 후상치조신경마취는 상악 유구치에 적용한다.

④ 동일 부위에 2가지 이상의 마취를 시행하면 주된 마취만 인정한다.

⑤ 의약품 관리료는 1일 최대 2회 인정한다.

해설

• 표면마취는 별도로 산정하지 않는다.
• 70세 이상은 마취행위료에 30%를 가산한다.
• 후상치조신경마취는 상악 유구치에 산정 불가하고 상악(영구치) 구치부에 산정 가능하다.
• 의약품 관리료는 1일 1회만 인정한다.

24 하악의 견치 및 소구치에 하는 전달 마취방법으로, 하악 전치부 점막치료 시 사용되는 것은?

① 침윤마취

② 하치조신경전달마취

③ 이신경전달마취

④ 비구개신경전달마취

⑤ 후상치조신경전달마취

해설

• 침윤마취 : 유치, 영구치, 상악, 하악 구분 없이 모두 산정
• 하치조신경전달마취 : 하악 전체를 마취하는 방법, 하악 구치 부위 치료 시 산정
• 비구개신경전달마취 : 상악 전치부 설측 점막을 마취, 심한 통증을 특징으로 함
• 후상치조신경전달마취 : 상악 구치부 후방전정에 마취, 상악 구치 부위 치료 시 산정

25 파노라마의 촬영 인정기준으로 적합하지 않은 것은?

① 환자의 개구장애로 구내 촬영 불가

② 하악 우측 제3대구치의 매복치 발거

③ 상악 정중과잉매복치의 확인

④ 전체적인 우식 상태 관찰

⑤ 부분적인 치근단 촬영으로 진단이 불충분할 때

해설

파노라마 촬영 인정 기준
• 소아의 해당 치아가 맹출되는 평균연령을 초과한 경우
• 전체적인 치주질환자
• 매복치 확인이나 매복치 발치를 위한 경우
• 구내 촬영이 불가능한 경우
• 외상의 진단을 위한 경우

26 치근단 동시 촬영 산정 시 행위료의 최대 산정은?

① 2매

② 3매

③ 4매

④ 5매

⑤ 6매

해설

• 5매까지는 치근단 동시 촬영 5매 행위료 + 필름 사용 시 필름 재료대 5매 산정
• 6매부터는 치근단 동시 촬영 5매 행위료 + 필름 사용 시 필름 재료대 6매 산정
• 6매부터는 필름 사용 재료대는 사용한 매수로 산정한다.

27 CT 판독소견서에 필요한 내용이 아닌 것은?

① 촬영자

② 환자 성명

③ 나 이

④ 검사일지

⑤ 판독소견

해설

CT 판독소견서의 필요내용 : 환자의 성명·나이·성별, 검사명, 검사일지, 판독소견, 결론, 판독 일시, 판독의, 요양기관명

28 보통처치가 산정되지 않는 것은?

① 발수를 완료하지 못한 때

② 치수강만 개방한 때

③ 치수절단 후 FC change

④ 법랑질 파절로 인해 파절 부위 연마

⑤ 발치 전 연조직 dressing

해설

• 발치 전 연조직 dressing : 기본진찰료에 포함
• 보통처치의 적응증
　– 발치를 완료하지 못하고 중단
　– 경조직에 시행하는 간단처치
　– 간단한 치아 삭제
　– 발수 전 치수 일부만 제거
　– 치수강만 개방
　– 치수절단 후 FC 교환
　– ZOE 임시충전
　– 임시수복재의 탈락으로 재충전
　– 공간유지장치(crown & loop or band & loop) 중 일부(loop)만 제거

29 차-4 가. 지각과민처치[1치당]의 산정에 도포하는 약물은?

① Super-seal
② Gluma Bond
③ BisBlock
④ Hybride Coat
⑤ G-premio BOND

해설

- 차-4 가.의 지각과민처치 약물 : Gluma, MS coat, Super-seal
- 차-4 나.의 지각과민처치 약물 : Clearfil SE Bond(Kuraray), Bis Block(Bisco), Systemp Desensitizer(Vivadent), Hybrid Coat(Sun Medical), Gluma Comfort Bond Desensitizer(Heraeus Kulzer), Gluma Self Etch Bottle Assortment(Heraeus Kulzer), Gluma2 Bond(Heraeus Kulzer), Gluma Bond Universal(Heraeus Kulzer), iBond Self Etch Bottle Assortment(Heraeus Kulzer), Adper Easy Bond Self Etch Adhesive(3M), Adper Single Bond2(3M), G-premio BOND(GC)

30 러버댐 장착료를 산정할 수 있는 행위료가 아닌 것은?

① 충 전
② 당일발수근충
③ 근관확대
④ 즉일충전처치
⑤ 치면열구전색

해설

- 러버댐 장착료가 산정 가능한 행위 : 즉일충전처치, 충전, 치수절단, 발수, 근관확대, 근관세척, 근관충전, 당일발수근충
- 러버댐 장착은 행위료만 산정, 재료대는 별도 산정 불가

31 교합조정술의 1일 최대 산정 횟수는?

① 2치

② 4치

③ 6치

④ 1악

⑤ 전악

해설
- 교합교정술의 1일 최대 산정범위 : 4치까지
- 차-4 가. 지각과민처치 1일 최대 산정범위 : 6치까지
- 차-4 나. 지각과민처치 1일 최대 산정범위 : 6치까지
- 치근활택술 1일 최대 산정범위 : 1악
- 치주소파술 1일 최대 산정범위 : 1악

32 충전처치의 산정기준이 아닌 것은?

① 충전 당일에 실시한 보통처치는 별도로 산정한다.

② 충전행위료는 치아의 면수대로 산정한다.

③ 광중합형 복합레진충전은 러버댐 장착료를 별도로 산정할 수 없다.

④ 미라클믹스는 유치의 즉일충전처치, 충전에 사용하는 재료로 인정한다.

⑤ 글래스아이오노머는 치아당 1회로 인정한다.

해설
- 충전 당일에 실시한 보통처치는 별도로 산정할 수 없다.
- 미라클믹스는 영구치의 지대축조형, 유치의 즉일충전처치와 충전에 사용하는 재료로 인정한다.
- 글래스아이오노머, 미라클믹스, 케탁실버는 치아당 1회로 산정한다.

33 재료대로 산정할 수 없는 것은?

① 아말감
② 복합레진
③ 글래스아이오노머
④ 광중합형 복합레진
⑤ 케탁실버

해설

광중합형 복합레진충전 : 접착 전처치 및 약제, 재료대, 러버댐 장착, 즉일충전처치, 충전물연마, 충전재료비용이 포함되어 있어 별도 산정하지 않는다. 재료대 신고는 불필요하나 광중합기 의료기기는 신고가 필요하다.

34 치과임플란트 보철물의 교합면 나사 삽입구에 재충전하는 경우, 산정되지 않는 것은?

① 진찰료
② 충전료
③ 와동형성료
④ 즉일충전료
⑤ 재료대

해설

치과임플란트 보철물 교합면 나사 삽입구 재충전 : 진찰료 + 와동형성료 + 충전료 + 재료대 + 충전물연마(시행 시) 산정 가능하다.

35 치과임플란트의 보험급여 기준이 아닌 것은?

① 상·하악, 좌·우측 구분 없이 모두 급여 적용 가능하다.

② 보철수복재료는 PFM crown으로 가능하다.

③ 완전 무치악 환자에게 적용 가능하다.

④ 골이식술은 비급여로 적용한다.

⑤ 2단계 시술 후 골유착 실패로 재식립술 시 재료대는 100% 인정한다.

해설

- 65세 이상 건강보험가입자 또는 피부양자
- 상악 또는 하악의 부분 무치악 환자에게 적용(완전 무치악 환자 제외)
- 비급여 항목 : 골이식술, 상악동 거상술, 맞춤형 지대주
- 2단계 시술 후 골유착 실패로 재식립술 시 2단계 행위료 50% + 재료대 100% 산정

36 응급근관처치의 적응증은?

① K04.01 비가역적 치수염

② K04.1 치수의 괴사

③ K04.62 구강으로 연결된 동

④ K04.5 만성 근단치주염

⑤ K04.4 급성 근단성치수염

해설

- 응급근관처치의 적응증 : 급성 치수염, 급성 근단성치주염, 급성 치근단농양
- 응급근관처치 시 상병명 : K04.4 치수기원의 급성 근단성치주염

37 근관치료행위료와 청구 횟수가 아닌 것은?

① 발수 - 1회
② 근관장측정검사 - 1회
③ 근관확대 - 2회
④ 근관성형 - 2회
⑤ 가압근관충전 - 1회

해설

근관장측정검사 : 최대 3회 산정 가능, 진료기록부 작성 필요

38 당일발수근충 시 추가로 산정 가능한 것은?

① 근관장측정검사
② 근관확대
③ File
④ 근관내기존충전물 제거
⑤ 발 수

해설

• 당일발수근충은 발수, 근관와동형성, 근관장측정검사, 근관확대, 근관성형, 근관세척, (가압)근관충전의 행위를 포함한다.
• barbed-broach, File or Ni-Ti File의 재료대는 추가 산정 가능하다.
• 러버댐, 마취, 방사선 촬영 시행 시 추가 산정 가능하다.
• 근관내기존충전물 제거는 재근관치료에 해당하는 행위이다.

39 근관세척과 동시에 산정 가능한 것은?

① 발 수

② 근관확대

③ 가압근관충전

④ 당일발수근충

⑤ 응급근관처치

해설

• 발수와 근관충전 당일에 동시 시행한 근관세척은 산정 불가능하다.

• 응급근관처치는 치수강 개방만 한 상태로, 근관세척을 할 수 없다.

40 발치의 산정기준으로 적합한 것은?

① 유치발치 시 마취를 하지 않아도 산정 가능하다.

② 난발치 산정 시 bur(다)로 산정한다.

③ 우식증 상병으로 매복치 발치가 가능하다.

④ 과잉치는 전악의 치식을 선택 후 산정한다.

⑤ dressing은 수술후처치(나)를 산정한다.

해설

• 유치발치 시 마취나 방사선이 없어도 산정 가능하며, 마취나 방사선 촬영 시행 시 추가 산정 가능하다.

• 난발치 산정 시 bur(가)로 산정한다.

• 우식증 상병으로 매복치 발치가 불가능하며, 반드시 매복치 상병을 적용한다.

• 과잉치는 해당 치아번호가 없어, 인접치식을 선택한다.

• 발치 후 dressing은 수술후처치(가)를 산정한다.

정답 39 ② 40 ①   제1회 기출유형 모의고사 • 123

41 발치와재소파술에 대한 산정기준이 아닌 것은?

① 타 치과에서 발치 후 내원한 것은 산정이 불가하다.

② 유치에는 산정 불가하다.

③ 발치 당일에는 산정 불가하다.

④ 일반적으로 1회만 산정 가능하다.

⑤ 발치와재소파술 후 dressing은 수술후처치(가)로 산정한다.

해설

- 타 치과에서 발치 후 내원한 것은 산정 가능하다(내역 설명 필요).
- 일반적으로 1회 산정 가능하며, 2회 이상 산정 시 자세한 내역 설명이 필요하다.
- 발치와재소파술 후 dressing은 통상 2~3회 산정 가능하다.

42 구강내소염수술 산정기준으로 적합하지 않은 것은?

① 발수와 구강내소염수술 동시 시행 시 각각 100% 산정한다.

② 치석제거와 구강내소염수술 동시 시행 시 각각 100% 산정한다.

③ 발치와 구강내소염수술 동시 시행 시 발치만 산정한다.

④ 구강내소염수술의 재시행은 기간과 무관하게 100% 산정한다.

⑤ 봉합사는 별도 산정할 수 없다.

해설

구강내소염수술은 외과처치지만, 봉합사가 별도 산정 가능하다(재료대 신고 필요).

43 치은판절제술의 산정 단위는?

① 1치아당 1회

② 1/3악당 1회

③ 1/2악당 1회

④ 1악당 1회

⑤ 1구강당 1회

해설

치은판절제술은 처치 치아의 수와 무관하며, 1구강당 1회만 산정 가능하다.

44 반드시 X-ray가 필요한 행위가 아닌 것은?

① 치아재식술

② 매복치발치

③ 가압근관충전

④ 치근단절제술

⑤ 탈구치아정복술

해설

반드시 X-ray가 필요한 행위 : 치아재식술, 매복치발치, 과잉치발치, (가압)근관충전, 치근단절제술

45 수술후처치의 산정기준으로 적절하지 않은 것은?

① 수술후처치에 사용된 재료대는 별도 산정 불가하다.

② 1일 1회 산정 가능하다.

③ 수술후처치와 치주후처치 동시 시행 시 높은 수가만 산정 가능하다.

④ 발치 당일 재내원하여 시행한 수술후처치는 추가 산정 가능하다.

⑤ 발치 후의 수술후처치는 통상 2~3회 인정된다.

해설

발치 당일의 드레싱(수술후처치)은 별도 산정 불가하다.

46 치주낭측정검사에 대한 산정기준으로 적절한 것은?

① 1~2개 치아를 측정 시 횟수를 0.5로 산정한다.

② 전악을 측정 시 횟수는 6으로 산정한다.

③ 치주낭측정검사는 단독 산정이 불가능하다.

④ 진료기록부에 1치아당 1부위 이상의 결과를 기록한다.

⑤ 측정 결과 3mm 이하는 기재하지 않아도 무방하다.

해설

• 1~2개 치아를 측정 시 횟수는 1로 산정한다.

• 치주낭측정검사만 단독 산정 가능하다.

• 진료기록부에 1치아당 2부위 이상의 결과를 기록한다.

• 측정결과는 1mm 단위로 기재한다.

47 2월 1일에 치석제거(가)를 시행한 후 6월 1일에 동일 부위 치석제거(가)를 재시행한 경우 산정기준은?

① 치주치료후처치(가)로 산정한다.

② 치주치료후처치(나)로 산정한다.

③ 치석제거(가)의 행위료를 50% 산정한다.

④ 치석제거(가)의 행위료를 100% 산정한다.

⑤ 진찰료만 산정한다.

해설

3개월 초과~6개월 이내에 동일 부위 치석제거 재시행 시 행위료의 50%를 산정한다.

구 분	3개월 이내	3개월 초과~6개월 이내	6개월 초과
산 정	치주치료후처치(가)	치석제거 50%	치석제거 100%

48 치주소파술에 대한 설명이 아닌 것은?

① 전처치 없이 산정 불가능하다.

② 급성 상태에서 치주소파술은 인정하지 않는다.

③ 당일 치근활택술과 치주소파술의 동시 시행 시 높은 수가 100%, 낮은 수가 50% 산정한다.

④ 반드시 마취와 함께 시행한다.

⑤ 전처치 없이 시행된 치은박리소파술은 치주소파술로 인정한다.

해설

당일 치근활택술과 치주소파술의 동시 시행 시 치주소파술만 산정한다.

49 치은절제술을 산정할 수 없는 것은?

① 교정용 밴드 장착으로 인한 비대치은 제거
② 치주염으로 인한 치은증식 제거
③ 치은비대의 제거
④ 치은연하 우식치료를 위한 임상적 치관노출
⑤ 인접치 간 우식치료를 위한 임상적 치관노출

해설

교정용 밴드 장착에 의한 치은증식의 치은절제술은 비급여에 해당된다.

50 봉합사를 별도 산정할 수 있는 처치 및 수술은?

① 발치와재소파술
② 치근단절제술
③ 치아재식술
④ 치관확장술
⑤ 치근낭적출술

해설

• 치관확장술은 봉합사 별도 산정이 가능하다(재료 신고 필요, Bur는 별도 산정 불가).
• 봉합사를 별도 산정할 수 없는 처치 및 수술 : 발치술, 발치와재소파술, 치근낭적출술, 치근단절제술, 구강상악동누공폐쇄술, 치아재식술, 치주소파술

01 7세의 소아환자의 진료행위료 중 가산되지 않는 것은?

① 마취료

② 보통처치

③ 근관확대

④ 치면열구전색

⑤ 치아진정처치

해설

- 마취료 30% 가산 : 1세 이상~6세 미만, 70세 이상
- 8세 미만의 진료행위료 30% 가산 항목 : 즉일충전처치, 충전, 와동형성, 치수절단, 응급근관처치, 발수, 근관와동형성, 근관확대(근관 성형), 근관세척, 근관충전, 보통처치, 치아진정처치, 치아파절편제거, 치면열구전색

02 가산(율)이 적용되지 않는 것은?

① 1세 미만의 마취료

② 3세의 진찰료

③ 토요일 오전 11시 치과의원 진찰표

④ 7세의 응급근관처치

⑤ 7세의 파노라마 촬영료

해설

- 1세 미만 : 진찰료(초진+26.45점, 재진+16.67점), 마취행위료 50% 가산
- 1세 이상~6세 미만 : 진찰료(초진+10.89점, 재진+6.86점)
- 치과의원은 토요일, 일요일, 공휴일 종일 : 진찰료 30% 가산

구 분	진찰료
• 요양기관이 평일 18시(토요일 13시)~익일 09시(혹은 공휴일) 진료 시 가산 • 의원급 요양기관이 토요일 09시 이후 진료 시 가산 • 치과의원은 월~목 18시~익일 09시까지 진료 시 가산 • 치과의원은 금 18시~월 09시 이전 진료 시 가산(= 토, 일, 공휴일 전일 가산)	30% 가산
• 의원급 및 병원급 요양기관이 6세 미만의 소아에 대해 20시~익일 07시까지 진료 시 가산	200% 가산

- 8세 미만의 진료행위료 30% 가산 항목 : 즉일충전처치, 충전, 와동형성, 치수절단, 응급근관처치, 발수, 근관와동형성, 근관확대(근관 성형), 근관세척, 근관충전, 보통처치, 치아진정처치, 치아파절편제거, 치면열구전색
- 6세 미만 : 방사선 단순 촬영료(치근단, 파노라마) 15%, 방사선 특수영상진단료(Corn Beam CT) 20% 가산

03 건강보험 환자의 종별 가산율로 적합한 것은?

치과병원 – (   )%, 치과의원 – (   )%

① 5%, 0%
② 5%, 2%
③ 10%, 5%
④ 15%, 11%
⑤ 20%, 15%

해설

종별에 따른 가산율

구 분	건강보험	의료급여
치과의원	0%	0%
치과병원	5%	2%

04 대전광역시에 거주하는 의료급여 2종 환자가 치과의원에서 지각과민처치(가)를 받았을 경우 본인부담금은?

① 본인부담 면제
② 1,000원
③ 1,500원
④ 2,000원
⑤ 총액의 15%

해설

의료급여 2종 대상자가 치과의원에 방문한 경우이며, 지각과민처치(가)에 사용되는 재료는 의약품이 아니므로 1,000원의 본인부담금이 발생한다.

의료급여대상자의 본인부담률

구 분		본인부담률		
		원외처방(X)		원외처방(O)
		의약품(O)	의약품(X)	의약품 상관없음
치과의원	1, 2종 공통	1,500원		1,000원
치과병원 (시·도)	1종	2,000원		1,500원
	2종	총액의 15%(임산부는 총액의 5%)		

05 70세 김영주 환자가 치과의원에서의 총진료비가 25,000원인 경우 환자의 본인부담금은?

① 1,000원   ② 1,500원

③ 2,500원   ④ 5,000원

⑤ 7,500원

> **해설**
>
> • 65세 이상의 본인부담률을 적용하며, 20,000원 초과~25,000원 이하 구간의 총진료비의 20%를 적용한다.
>
> • 65세 이상의 본인부담률

구 분	치과의원(진료비 총액 기준)		치과병원(동지역)
본인부담률	15,000원 이하	1,500원	40%
	15,000원 초과~20,000원 이하	10%	
	20,000원 초과~25,000원 이하	20%	
	25,000원 초과, 치과임플란트, 급여 틀니	30%	

06 의료급여 1종 수급권자 중 신청에 의한 본인부담금 면제대상자는?

① 등록 중증질환자

② 행려환자

③ 선택의료급여기관 이용자

④ 18세 미만자

⑤ 20세 이하의 중·고등학교에 재학 중인 자

> **해설**
>
> • 20세 이하의 중·고등학교에 재학 중인 자는 신청에 의해 본인부담금 면제에 적용된다.
>
> • 의료급여 1종 수급권자 중 본인부담금 면제대상자

사유 발생 시 일괄 적용	• 18세 미만자 • 행려환자 • 등록 결핵질환자 • 등록 중증질환자(암환자 포함) • 등록 희귀질환자 • 등록 중증 난치성질환자(장기이식환자 포함) • 선택의료급여기관 이용자
신청에 의한 적용	• 20세 이하의 중·고등학교에 재학 중인 자 • 임신부 • 가정간호를 받고 있는 자

07 임신부의 치과병원(동지역) 진료 시 본인부담률은?

① 본인부담금면제

② 10%

③ 20%

④ 30%

⑤ 40%

해설

임신부 본인부담률 : 치과의원 10%, 치과병원(동지역) 20%

08 비급여 항목이 아닌 것은?

① 접착아말감 수복

② 교합음도검사

③ 자가중합형 글래스아이오노머 시멘트 충전

④ 18세의 광중합형 복합레진충전

⑤ 교육상담료

해설

비급여 적용 치과의료 행위

• 교육상담료 : 치태조절교육

• 검사료
  - 교합음도검사
  - 구취측정
  - 치아우식활성도검사
  - 타액검사(분비율, 점조도, pH, 완충기능검사)
  - 하악 과두 위치와 운동검사 및 분석
  - 인상채득 및 모형 제작(1악당)

- 영상진단 및 방사선치료 : 규격화 치근단사진 공제술
- 치아질환처치
  - 보철물 장착을 위해 전 단계로 실시하는 post & core
  - 접착 아말감 수복
  - 핀 유지형 수복
  - 인레이 및 온레이 간접충전(금 등을 사용한 충전치료)
  - 광중합형 복합레진충전(12세 이하 우식증치료는 제외)
  - 광중합형 글래스아이오노머 시멘트 충전
- 수술후처치, 치주조직의 처치 등
  - 구강보호장치
  - 구취의 해석 및 진단, 구취처치
  - 금속 교합안정장치
  - 대구치 직립이동
  - 레진수지관 스플린트
  - 이갈이장치
  - 인공치은
  - 치간이개 심미적 폐쇄술(교정력 또는 복합레진)
  - 코골이 장치
  - 교합장치
  ⓐ 교합안정장치
  ⓑ 즉시전방교합장치
  ⓒ 연성교합안정장치
  ⓓ 전방재위치교합장치
  ⓔ 교합장치의 조정·첨상·재건
- 구강외과 수술
  - 신속한 교정치료를 위한 피질골절단술
  - 자가치아이식술
  - 생체조직처리 자가골이식술(골형단백(BMP)을 추출하여 시행하는 경우)
  - 치관노출술[1치당]
- 치주질환 수술
  - 치은착색제거술
  - 잇몸웃음교정술
  - 심미적 치관형성술
  - 외과적 치아정출술[1치당]
- 다음에 실시 또는 사용되는 행위, 약제 및 치료재료의 사용
  - 업무 또는 일상생활에 지장이 없는 단순 코골이
  - 외모 개선 목적의 악안면교정술 및 교정치료
  - 예방진료로서 질병, 부상의 진료를 직접 목적으로 하지 않는 경우
    ⓐ 본인의 희망에 의한 건강검진
    ⓑ 구취 제거, 치아 착색물질 제거, 치아교정 및 보철을 위한 치석 제거, 구강보건증진 차원에서 정기적으로 실시하는 치석 제거
    ⓒ 장애인진단서 등 각종 증명서 발급을 목적으로 하는 진료
    ⓓ 치과의 보철
    ⓔ 치과임플란트를 목적으로 실시한 부가 수술(골이식술 포함)
    ⓕ 치과임플란트(보건복지부장관이 정하여 고시하는 65세 이상 제외)
    ⓖ 요양급여대상 또는 비급여대상으로 결정·고시되기 전까지의 신의료기술

09 진찰료만 산정해야 하는 경우는?

① 치아 사이에 박혀 있는 생선가시를 제거
② 치아의 깨진 부위를 부드럽게 연마
③ 지각과민처치(나)가 시행된 부위에 6개월 뒤 재시행
④ 보험임플란트 식립 후 소독(dressing)
⑤ 우리병원 아말감 충전 부위의 변색 연마

해설

- 치아의 깨진 부위를 부드럽게 연마 : 보통처치
- 지각과민처치(나) 시행 후 6개월 뒤 재시행 : 지각과민처치(나)
- 보험임플란트 식립 후 소독(dressing) : 청구 X(보험임플란트는 단계별 포괄수가제로 2단계 청구 시 포함되어 있는 항목임)
- 우리병원 아말감 충전 부위의 변색 연마 : 충전물연마

10 일주일 전 내원했던 환자의 사정상 보호자분이 대신 내원하여 처방전만 발급된 경우, 진찰료 산정 방법은?

① 진찰료 산정 불가
② 재진진찰료의 10%
③ 재진진찰료의 30%
④ 재진진찰료의 50%
⑤ 재진진찰료의 100%

해설

환자가 직접 내원하지 아니하고 환자 가족이 내원하여 진료담당 의사와 상담 후 약재를 수령하거나 처방전만 발급하는 경우에는 재진진찰료 소정점수의 50%를 산정한다.

11 건강보험 적용 약제 처방으로 옳은 것은?

① 아목시실린 250mg의 2 Tablet 처방

② 헥사메딘 가글액 250mL의 처방

③ 덴티스타(독시사이클린 2mg)의 7일 처방

④ 교정발치 후 비급여로 처방

⑤ 일률적인 소화제 처방

해설

• 저함량 배수처방 지양으로 아목시실린 500mg의 1 Tablet으로 처방해야 한다.

• 헥사메딘 가글액은 치료기간 중 1회 100mL만 급여로 인정한다.

• 치주소파술 이상의 시술 시 덴티스타는 1달 단위(30일 처방)로 처방한다.

• 교정발치, 비급여 임플란트 시술 후의 처방은 비급여(기타로 표기)로 처방한다.

• 일률적인 항생제, 소화제의 처방을 지양한다.

12 근관치료 시 항생제 처방이 불가능한 상병은?

① K04.01 비가역적 치수염

② K04.4 치수 기원의 급성 근단치주염

③ K04.5 만성 근단치주염

④ K04.62 구강으로 연결된 동

⑤ K04.7 동이 없는 근단 주위 농양

해설

• 근관치료 시 항생제 처방은 치수염 상병은 불가, 근단치주염과 근단농양에 가능하다.

• K04.4 치수 기원의 급성 근단치주염 : 응급근관처치

13 치주소파술 시 적합하지 않은 상병은?

① K05.21 동이 있는 잇몸 기원의 치주농양

② K05.22 급성 치관주위염

③ K05.30 만성 단순치주염

④ K05.31 만성 복합치주염

⑤ K05.32 만성 치관주위염

해설

• 치주소파술은 급성 상병을 적용하지 않는다.

• 치주소파술은 K05.10 단순 변연부 만성 치은염을 적용하지 않는다.

14 치조골성형수술을 단독 산정 시 적합한 상병은?

① K05.31 만성 복합치주염

② K06.10 치은섬유종증

③ K00.22 치아의 유착(골유착)

④ K08.81 불규칙한 치조돌기

⑤ K04.80 근단 및 외측의 치아뿌리낭

해설

• 치주염 상병은 발치와 치조골성형수술을 동시에 산정할 때, 발치 산정 상병명으로 적용 가능하다.

• K06.10 치은섬유종증 : 치은절제술

• K00.22 치아의 유착(골유착) : 난발치

• K04.80 근단 및 외측의 치아뿌리낭 : 치근단절제술

15 단순발치(구치) 시 적합하지 않은 상병은?

① K02.8 기타 치아우식증

② K04.7 동이 없는 근단주위농양

③ K00.68 치아맹출의 기타 명시된 장애

④ K05.20 동이 없는 잇몸 기원의 치주농양

⑤ K02.2 시멘트질의 우식

해설

유치발치 시 적합한 상병

유치발치	• K00.63 잔존[지속성][탈락성]유치 • K00.68 치아맹출의 기타 명시된 장애 • K02.XX 치아우식 관련 상병

16 진료에 따른 후처치 산정이 아닌 것은?

① 치은절제술 – 치주치료후처치(간단)

② 치석제거술(가) – 치주치료후처치(간단)

③ 치은박리소파술(가) – 치주치료후처치(복잡)

④ 치관확장술 – 치주치료후처치(복잡)

⑤ 치은박리소파술(나) – 치주치료후처치(복잡)

해설

• 치주치료후처치(간단)을 산정하는 전처치 : 치석제거(가), 치근활택술, 치주소파술
• 치주치료후처치(복잡)을 산정하는 전처치 : 치은박리소파술, 치은절제술, 치관확장술, 치아반측절제술

17 지각과민처치(나)에 대한 설명으로 옳은 것은?

① 1일 최대 4치까지 산정 가능하다.

② 2치 시행 시 200%로 산정한다.

③ 지각과민처치(가) 산정 이후 추가 산정이 불가하다.

④ 6개월 이내 재시행 시 진찰료만 청구한다.

⑤ 재료대는 별도 산정 가능하다.

> **해설**
> • 지각과민처치(가)와 (나) 모두 1일 최대 6치까지 산정 가능하다.
> • 교합조정술은 1일 최대 4치까지 산정 가능하다.
> • 지각과민처치(가)는 1일, 최대 6치, 각각 100%, 최대 600% 산정 가능하다.
> • 지각과민처치(나)는 1일, 최대 6치, 첫 치아는 100%, 두 번째부터는 20%씩, 최대 200% 산정 가능하다.
> • 지각과민처치(가) 산정 이후 지각과민처치(나)는 산정할 수 있지만, 지각과민처치(나) 산정 이후 지각과민처치(가) 산정은 불가하다.
> • 지각과민처치(가)는 1주 정도 간격으로 2~3회 동일 부위 산정 가능하지만, 지각과민처치(나)는 6개월 이내 재시행 시 산정 불가하다(진찰료만 산정).
> • 재료대는 포함되어 별도 산정 불가하다.

18 산정기준의 단위가 다른 것은?

① 치수절단

② 보통처치

③ 발 치

④ 러버댐

⑤ 치면열구전색술

> **해설**
> • 치수절단, 보통처치, 발치, 치면열구전색술은 1치아당 1회로 산정한다.
> • 러버댐은 1악당 1회로 산정한다(최대 상·하악 각각 1회 산정으로 200% 산정).

19 치과의원에서 동일 부위 동시 처치 시 산정방법이 다른 것은?

① 교합조정과 구강내소염수술
② 보철물제거(간단)와 보철물제거(복잡)
③ 발수와 근관세척
④ 치주후처치(간단)와 수술후처치(간단)
⑤ 지각과민처치(가)와 지각과민처치(나)

해설
- 교합조정과 구강내소염수술은 각각 100% 산정한다.
- 보철물제거(간단)와 보철물제거(복잡)는 보철물제거(복잡)만 산정한다.
- 발수와 근관세척은 발수만 산정한다.
- 치주후처치(간단)와 수술후처치(간단)는 수술후처치(간단)만 산정한다.
- 발수와 구강내소염수술은 각각 100% 산정한다.
- 각각 산정(각각 100%)
  - 교합조정 + 치석제거/치근활택술/치주소파술
  - 교합조정 + 구강내소염수술
  - 치면열구전색 + 치은판절제술
  - 충전치료 + 치은판절제술
  - 충전치료 + 충전물연마
  - 발수 + 치아파절편제거
  - 당일발수근충 + 충전
  - 근관치료 + 치근절제술/치근단절제술/치은판절제술/치은절제술/치관확장술
  - 근관치료 + 치주치료
  - 발수/근관세척 + 구강내소염수술
- 주된 처치만 100% 산정(높은 수가 100%, 나머지 0%)
  - 진정처치 + 치수복조 → 치수복조만 청구
  - 진정처치 + 즉일충전처치 → 즉일충전처치만 청구
  - 치수복조 + 즉일충전처치 → 즉일충전처치만 청구
  - 지각과민처치(가) + 지각과민처치(나) → 지각과민처치(나)만 청구
  - 지각과민처치(가)/(나) + 치주치료 → 치주치료만 청구
  - 교합조정 + 즉일충전처치 → 즉일충전처치만 청구
  - 교합조정 + 근관치료 → 근관치료만 청구
  - 보철물제거(간단) + 보철물제거(복잡) → 보철물제거(복잡)만 청구
  - 응급근관처치 + 발수 → 발수만 청구
  - 근관세척 + 발수 → 발수만 청구
  - 근관세척 + 근관충전 → 근관충전만 청구
  - 치석제거 + 치근활택술 → 치근활택술만 청구
  - 치주후처치(간단) + 수술후처치(간단) → 수술후처치(간단)만 청구
  - 치조골성형수술 + 치은박리소파술(간단) → 치은박리소파술(복잡)로 청구
  - 치조골성형수술 + 치은박리소파술(복잡) → 치은박리소파술(복잡)만 청구
  - 치조골성형수술 + 복잡매복발치 → 복잡매복발치만 청구
  - 치조골성형수술 + 완전매복발치 → 완전매복발치만 청구

20 산정기준에 적합한 것은?

① #44-X-X-47 gold bridge removal – 수복물제거(복잡) 횟수 2

② #26 metal post(2canal) removal – 금속재 포스트 제거 횟수 1

③ #27 gold crown and amalgam core removal – 수복물제거 복잡 횟수 1 + 간단 횟수 0.5

④ #13 PFM crown and resin core removal and GP corn removal – 수복물제거 복잡 횟수 1 + 수복물제거 간단 횟수 0.5 + 근관 내 기존 충전물 제거 횟수 1

⑤ #35-36-X PFM cantilever re-cementation – 보철물 재부착 횟수 2

해설

- #44-X-X-47 gold bridge removal – 수복물제거(복잡) 횟수 3 : 지대치는 각각 1, 연속된 인공치(파닉)은 1로 산정한다.
- #26 metal post(2canal) removal – 금속재 포스트 제거 횟수 2
- #27 gold crown and amalgam core removal – 수복물제거 복잡 횟수 1 : 수복물제거 간단과 복잡의 동시 산정 시 주된 처치인 수복물제거 복잡만 산정한다.
- #13 PFM crown and resin core removal and GP corn removal : 수복물제거 복잡 횟수 1 + 수복물제거 간단 횟수 0 + 근관 내 기존 충전물 제거 횟수 1 : 수복물제거 간단과 복잡의 동시 산정 시 주된 처치인 수복물제거 복잡만 산정한다.
- 수복물제거(복잡, 간단), 근관 내 기존 충전물 제거, 금속재 포스트 제거의 동시 산정 시 주된 처치 100%, 이외의 처치 50%로 산정하되 최대 200%로 산정한다.

21 비급여행위료 항목으로 적절한 것은?

① 치은착색제거술

② 치은판절제술

③ 치은절제술

④ 설소대절제술

⑤ 골융기절제술

해설

- 비급여 구강외과 수술 : 신속한 교정치료를 위한 피질골절단술, 자가치아이식술, 생체조직처리 자가골이식술(골형단백(BMP)을 추출하여 시행하는 경우), 치관노출술[1치당]
- 비급여 치주질환 수술 : 치은착색제거술, 잇몸웃음교정술, 심미적 치관형성술, 외과적 치아정출술[1치당]

22 비급여 재료 항목이 아닌 것은?

① 악안면 교정 스크류

② 치과교정용 브라켓

③ 근관충전재로 사용되는 MTA

④ 인레이용 임시충전재

⑤ 자가중합형 글라스아이오노머 시멘트

해설

• 비급여 재료 항목
  - 비급여로 등재된 임플란트
  - 치과용 교합분석기
  - 근관충전재로 사용되는 MTA
  - 광중합형 복합레진
  - 인레이, 온레이용 임시충전재
  - 치과교정용 브라켓(bracket)류
  - 치과교정용 플레이트(plate)와 고정장치
  - 치과교정용 상악궁 확대장치
  - 악안면 교정 스크류(screw)
  - 구강 내 장치
  - 치과용 의치
  - 치과보철류 소모성 재료

23 #55 치아의 발치를 위해 산정 가능한 마취는?

① 침윤마취

② 후상치조신경 전달마취

③ 하치조신경 전달마취

④ 이신경 전달마취

⑤ 비구개신경 전달마취

해설

유치의 상악 구치부는 전달마취 산정 불가이다.

24 #17, 16의 치주소파술을 위해 전달마취를 시행하고, #21의 근관치료를 위해 침윤마취를 시행한 경우, 적절한 것은?

① 후상치조신경 전달마취 횟수 1, 침윤마취 횟수 1
② 후상치조신경 전달마취 횟수 1
③ 후상치조신경 전달마취 횟수 2, 침윤마취 횟수 1
④ 후상치조신경 전달마취 횟수 2
⑤ 후상치조신경 전달마취 횟수 3

해설

후상치조신경 전달마취의 산정단위는 1/2악으로 #17~11까지를 산정단위로 보며, 바로 인접된 치아에 추가 마취하는 경우는 별도 산정하지 않는다.

25 동일 목적의 촬영이 아닌 것은?

① 과잉치의 정확한 위치 확인을 위해 각도를 다르게 촬영
② 근관치료 시 치근이 겹쳐 각도를 다르게 촬영
③ 당일발수근충 시 근관장측정검사와 근충 확인을 위해 촬영
④ 발치 예정 치아의 치근과 하치조신경이 겹쳐 각도를 다르게 촬영
⑤ 인접면 우식 확인을 위해 수직각을 다르게 하여 촬영

해설

• 동일 목적의 진단을 위해 각도를 달리하여 여러 번 촬영한 경우는 동시 촬영으로 산정한다.
• 당일발수근충은 진단 시, 근관장측정검사 시, 근충 시 등 여러 단계를 포괄한 행위수가로 각 단계에 진단 및 치료를 위해 필요한 촬영은 각각 촬영으로 산정한다.

26 cone beam CT 촬영의 산정기준이 아닌 것은?

① 정상적인 근관치료 후에도 통증 지속
② 사랑니의 치근이 하치조신경과 인접함
③ 타액선의 결석 확인
④ 3치관 이상의 치근낭
⑤ 사랑니의 치근이 상악동과 겹쳐 보임

해설

인접한 것이 아니라 겹쳐 보여야 산정기준에 적합하다.

CT 촬영 적응증
• 치아 부위
  – 근관(신경)치료의 경우
    ⓐ 통상적인 근관치료 시 비정상적으로 계속 동통을 호소하는 경우 : 치근의 파절이나 비정상적 근관형태로 추가적 근관치료를 요구하는 경우
    ⓑ 치근단절제 또는 치아재식술을 요하는 경우로 해부학적으로 위험한상태의 하치조관, 이공, 상악동 부위에 병소가 위치하여 정확한 진단이 필요한 경우
  – 매복치(제3대구치 포함)
    ⓐ 차-41마(3)완전매복발치술과 관련된 완전매복치
    ⓑ 제3대구치는 치근단, 파노라마 촬영 등에서 하치조관 또는 상악동과 치근이 겹쳐 보여 발치의 위험도가 높은 경우
    ⓒ 치아나 치조골의 급성 외상에 대한 치아의 합입 등으로 계승치아에 미치는 영향의 진단이 필요한 경우
• 안면 및 두개기저 부위
  – 3치관 크기 이상의 치근낭
  – 타액선결석
  – 임상소견상 수술을 필요로 하는 정도의 상악동염
  – LeFort Ⅰ,Ⅱ,Ⅲ 골절 혹은 협골부 안와의 blow-out 골절, 하악골의 복합·복잡 골절 혹은 하악 과두 골절
  – 악안면 기형수술의 전후 평가
  – 낭종 또는 염증성질환
• 측두하악관절 부위
  – 강직과 감별진단을 요하는 심한 임상적 개국 제한
  – 골 변화를 동반하는 관절염(퇴행성, 류머티스성, 감염성) 및 과두형태의 이상
  – 스플린트 치료에 반응하지 않는 측두하악장애
  – 악관절 수술 전후의 평가
• 부비동 및 측두골
  – 임상소견상 수술을 요할 정도의 부비동염이나 비중격만곡증, 만성 중이염과 진주종 등이 의심될 때
  – 비부비동염, 중이염에서 두개내, 두개외의 합병증 등이 의심될 때
  – 중이(middle ear), 내이(inner ear)나 내이도(internal auditory canal)의 정밀 해부학적 구조 파악이 필수적일 때(혈관성 또는 원인불명의 이명, 원인불명의 청각장애 등)
  – 인공와우 이식술 시행 시
  – 악성종양과 감별을 요하는 종괴성 질환의 진단 시
  – 악성종양의 병기결정 및 추적 검사
  – 수술 또는 치료 후 호전되지 않거나 수술 후 재발 및 심부 합병증이 의심될 때
  – 선천성질환 중 해부학적 구조 확인이 필요한 경우
  – 측두골 외상이 의심될 때

27 파노라마 촬영 산정기준으로 옳지 않은 것은?

① 전체적인 치주질환 상태 관찰을 위한 촬영
② 맹출 연령 초과 시 영구치 맹출 확인을 위한 촬영
③ 외상으로 개구 불가하여 진단을 위한 촬영
④ 측두하악관절 상태 관찰을 위한 촬영
⑤ 전반적인 치아우식 상태 관찰을 위한 촬영

해설

치아우식 상태를 위한 촬영은 치근단촬영, 교익촬영(인접면 우식 확인 등)으로 산정한다.

28 치면열구전색술의 설명이 아닌 것은?

① 18세 이하를 대상으로 한다.
② 협면소와에 충치가 없는 건전치아여야 한다.
③ 제1, 2대구치가 대상이다.
④ 2년 이내 재시행 시 진찰료만 산정한다.
⑤ 치면열구전색술의 본인부담률은 10%이다.

해설

• 치면열구전색술은 18세 이하의 교합면에 충치가 없는 건전한 제1, 2대구치를 대상으로 한다.
• 협면소와의 우식과는 무관하다.

27 ⑤ 28 ② **정답**

29 광중합 복합레진충전의 산정기준으로 적합한 것은?

① 치아파절 부위에 충전 시 적용 가능하다.

② 18세 이하가 대상이다.

③ 동일 치아에 날짜를 다르게 하여 협면소와와 교합면을 각각 충전하면 각각 산정 가능하다.

④ 광중합형 복합레진의 재료신고가 필요하다.

⑤ 치아우식증이 있는 치아에 보철을 목적으로 충전 시 적용 불가하다.

해설
- 치아파절, 교모, 마모로 인한 광중합형 복합레진 충전은 비급여이다.
- 5세 이상 12세 이하가 대상이다(18세 이하는 치면열구전색 대상자이다).
- 동일 치아에 날짜를 다르게 하여 협면소와와 교합면을 각각 충전하면, 각 면수를 합산하여 진료 종료 시점에 1회만 산정한다(각각 산정 불가하다).
- 광중합형 복합레진은 재료신고는 불필요하고, 장비신고(광중합기)는 필요하다.

30 보철물 재부착 산정기준이 아닌 것은?

① 임시치아 재부착은 산정할 수 있다.

② 타 병원 ss crown 재부착은 산정할 수 있다.

③ 접착제(cement)는 임의비급여로 산정할 수 없다.

④ 영구부착 시에만 산정할 수 있다.

⑤ 파닉은 보철물 재부착의 횟수에서 제외한다.

해설
- 임시치아의 재부착은 비급여로 산정해야 한다.
- 영구보철물의 영구접착은 산정 가능하다.
- 접착제(cement)의 재료대는 별도 산정 불가하다.
- 지대치의 개수만 산정 횟수에 포함한다(예 47×45 : 보철물 재부착 횟수 2).

31 러버댐 장착료에 대한 산정 기준으로 옳은 것은?

① 러버댐 시트를 소독해 재사용할 수 있다.

② #17의 근관치료, #27의 충전처치를 위한 러버댐의 청구 횟수는 2이다.

③ 러버댐 장착만 단독으로 청구할 수 없다.

④ 치면열구전색술에 추가로 청구할 수 있다.

⑤ 12세 이하 광중합형 복합레진에 추가로 청구할 수 있다.

해설

- 러버댐 시트는 재사용하지 않는다. 재료신고는 필요하지 않으나, 재료의 구매영수증 증빙서류는 필요하다.
- 러버댐은 악당 1회로 청구된다.
- 러버댐 장착료는 치료 시 구강 내 타액 조절과 근관치료 시 구강 내 세균에 의한 감염예방과 기구 삼킴을 방지하여 시행하기 때문에 단독 산정할 수 없다.
- 치면열구전색술과 12세 이하 광중합형 복합레진에는 추가로 청구 불가하다.

32 1일 산정 횟수가 다른 것은?

① 치석제거(나)

② 수술후처치(간단)

③ 전기치수검사

④ 치은판절제술

⑤ 인공치수리

해설

- 1구강당 1회로 산정하는 항목
  - 근관 : 전기치수검사
  - 외과 : 수술후처치, 치은판절제술, 발치와재소파술
  - 치주 : 치주치료후처치, 치석제거(나)
- 급여 틀니의 인공치수리는 1치당으로 산정한다(제1치 100%, 제2치부터 50%로 산정한다).

33 3일 전 #15의 치수절단 시행을 했던 환자가 내원하여 FC cotton change를 했을 경우에 산정 가능한 것은?

① 기본진찰료만 산정한다.

② 보통처치로 산정한다.

③ 치수절단으로 산정한다.

④ 치아진정처치로 산정한다.

⑤ 치수복조술로 산정한다.

해설

- 보통처치 산정행위
  - 발치를 완료하지 못하고 중단
  - 경조직에 시행하는 간단처치
  - 간단한 치아 삭제
  - 발수 전 치수 일부만 제거
  - 치수강만 개방
  - 치수절단 후 FC 교환
  - ZOE 임시충전
  - 임시수복재의 탈락으로 재충전
  - 공간유지장치(crown & loop or band & loop) 중 일부(loop)만 제거
- 치수절단 : 치아의 우식 부위 삭제 및 치관부 치수만 절단, 근관 내부의 치수를 FC 등의 약제로 고정
- 치아진정처치 : 치아의 우식 부위 삭제 후 임시충전하여 경과 관찰 후 다음 진료를 시행할 때 주로 ZOE나 IRM 등의 임시충전재료로 사용
- 치수복조 : 치아의 우식부위를 삭제하는 경우에 미세한 치수의 노출부위에 dycal 등의 약제를 도포하여 신경의 감염과 손상을 예방하고자 함. dycal 약제 도포 후 ZOE나 IRM 등의 임시충전재로 사용

34 급여 완전틀니에 대한 설명이 아닌 것은?

① 7년 이내 1회 적용이 원칙이다.

② 6단계로 나눠 단계별 포괄수가제로 산정한다.

③ 별도의 재료대는 산정 불가하다.

④ K08.1 사고, 추출 또는 국한성 치주병에 의한 치아상실의 상병을 적용한다.

⑤ 65세 이상의 상악 또는 하악이 완전 무치악인 환자가 대상이다.

해설

- 급여 완전틀니(5단계) : 진단 및 치료계획 - 인상채득 - 악간관계채득 - 납의치 시적 - 의치 장착 및 조정
- 급여 부분틀니(6단계) : 진단 및 치료계획 - 지대치 형성 및 인상채득 - 금속구조물 시적 - 최종 악간관계채득 - 납의치 시적 - 의치 장착 및 조정

35 보험 부분틀니 최종 장착 후 의치수리 시 산정 횟수가 다른 것은?

① 의치조직면 조직 조정

② 인공치 수리

③ 인공치 조정

④ 클래스프 수리(복잡)

⑤ 의치상 조정

해설

- 연간 1회 산정(5종) : 첨상(직접, 간접), 개상, 교합 조정(복잡), 클래스프 수리(복잡)
- 연간 2회 산정(5종) : 조직 조정, 인공치 수리, 인공치 조정, 의치상 조정, 클래스프 수리(단순)
- 연간 4회 산정(1종) : 교합 조정(단순)

36 근관 내 기존 충전물 제거와 함께 산정할 수 없는 것은?

① 발 수

② 근관와동형성

③ 근관세척

④ 근관확대

⑤ 근관충전

해설

- 근관 내 기존 충전물 제거는 재근관치료에 해당되어 발수가 산정될 수 없다.
- 근관와동형성은 재근관치료 시 근관 내 기존 충전물 제거와 함께 산정 가능하다.

37 근관치료의 산정기준이 아닌 것은?

① 근관장측정검사는 1회만 산정 가능하다.

② 근관성형은 총 2회 산정 가능하다.

③ 근관확대는 총 2회 산정 가능하다.

④ 근관확대재료는 Ni-Ti File이나 File 1종만 산정한다.

⑤ 동일 치아의 30일 이내 재근관치료 시 관련 행위료는 100% 산정한다.

해설

• 근관장측정검사는 총 3회까지 산정 가능하다.

• 근관성형은 근관확대와 함께 산정 가능하며, 총 2회 산정 가능하다.

• 동일 치아의 재근관치료는 기간과 무관하며, 관련 행위료는 100% 산정한다.

38 후속 영구치가 없는 #64의 근관치료 시행 시 산정할 수 없는 것은?

① 발 수

② 당일발수근충

③ 근관확대

④ 근관성형

⑤ 후상치조신경마취

해설

• 유치의 상악 구치부는 침윤마취만 산정 가능하다.

• 후속 영구치가 없는 유치의 경우 내역 설명 후 근관확대 및 성형 산정 가능하다.

39 발수단계에서 산정되는 재료대는?

① File

② Ni-Ti File

③ bur(가)

④ barbed broach

⑤ MTA

해설

• barbed broach[근관당] : 발수 시 산정되는 재료대
• file[근관당] or Ni-Ti file[치아당, 정액재료] : 근관확대 시 산정되는 재료대
• MTA : 근관충전 시 사용하면 비급여재료대로 산정

40 다음 중 bur(가)의 산정기준이 아닌 것은?

① 치조골성형수술

② 골융기절제술

③ 치과임플란트제거술(복잡)

④ 치근낭적출술

⑤ 완전매복발치

해설

• bur(가) 6,980원 : 난발치, 매복치(단순, 복잡, 완전), 치조골성형수술, 치근낭적출술, 치근단절제술, 치과임플란트제거술(복잡)
• bur(나) 39,980원 : 악골골수염, 법랑아세포종적출, 골융기절제술, 부정유합된 하악골 절골교정술
• bur(다) 28,070원 : 치조골 골절 관혈적 정복술, 두개안면 현수고정술, 악관절 탈구 관혈적 정복술, 악골 내 고정용 금속제거술, 악골에 삽입함 금속핀이나 금속정 제거, 조직유도재생술(골이식 동반)

41 **#17, 15, 26, 37, 44의 구강내소염수술 동시 실시 시 산정기준은?**

① 500%

② 400%

③ 300%

④ 200%

⑤ 100%

해설

• 구강내소염수술은 상하, 좌우로 구분하여 1회로 산정한다.

• 구강내소염수술은 주된 부위 100%, 나머지 부위 50%로 산정한다.

• 구강내소염수술은 최대 200%까지 산정한다.

42 **#18, #48의 타 병원 발치 후 dressing 시 산정은?**

① 수술후처치(가) 횟수 2

② 수술후처치(가) 횟수 1

③ 기본진찰료만 산정

④ 수술후처치(나) 횟수 2

⑤ 수술후처치(나) 횟수 1

해설

• 발치 후 dressing은 수술후처치(가)로 산정한다.

• 타 병원 발치 후 내원 등 전처치 없이 산정된 수술후처치(가)는 내역 설명을 하고 산정한다.

• 수술후처치는 1구강당 1회로 산정한다.

43 발치와재소파술의 산정기준은?

① 발치 상병을 이어서 적용한다.

② 반드시 마취가 동반된다.

③ 항생제 처방이 불가하다.

④ 유지놀거즈를 넣는 행위이다.

⑤ 치아당 1회 산정한다.

해설

• 상병은 K10.3 턱의 치조염 상병을 적용한다.

• 항생제를 포함한 투약을 위해 처방전 발행이 가능하다.

• 유지놀 거즈만 넣는 행위는 수술후처치(가)로 조정된다.

• 1구강당 1회 산정한다.

44 구강내열상봉합술의 산정기준이 아닌 것은?

① 외상으로 인한 출혈 지속 시 적용한다.

② 다발성 열상인 경우 1회만 산정한다.

③ 사용된 봉합사의 총길이를 합산한다.

④ 진료기록부에 봉합사의 제품명, 굵기, 사용량을 기록한다.

⑤ 자연치유가 어려운 경우에 산정한다.

해설

• 사용된 봉합사의 총길이가 아니라 열상범위의 총길이를 적용한다.

• 구강내열상봉합술은 봉합사의 별도 산정이 가능하다.

45 치아재식술의 산정기준이 아닌 것은?

① 의도적 치아재식술인 경우 발치비용은 별도 산정 가능하다.

② 외상으로 인한 치아재식술은 S03.22 치아의 탈구 상병을 적용한다.

③ 치아재식술과 잠간고정술 동시 시행 시 높은 수가 100%, 낮은 수가 50%로 산정한다.

④ 치아재식술과 근관치료 동시 시행 시 높은 수가 100%, 낮은 수가 50%로 산정한다.

⑤ 반드시 방사선촬영이 필요하다.

해설
• 치아재식술 : 외상으로 인한 치아재식술과 근단병소로 인한 의도적 치아재식술을 포함한다.
• 치아재식술의 방사선, 마취는 별도 산정 가능하다.

46 치석제거(나)에 대한 산정기준이 아닌 것은?

① 1월 1일~12월 31일까지 중 1회 산정한다.

② 후속 치주치료가 필요하지 않을 때 산정한다.

③ 18세 이상이 대상이다.

④ 요양급여정보마당에 급여대상을 확인하고 등록 후 산정한다.

⑤ 시술등록 누락 시 시술 등록 후 재심사조정청구를 한다.

해설
• 치석제거(나)의 적용대상은 19세 이상이 대상이다.
• 등록 당일 삭제는 요양급여정보마당에서 가능하며, 이후의 삭제는 국민건강보험공단 지사에 취소신청서를 보내야 한다.

47 치주치료후처치(나)가 산정되는 전처치는?

① 치은박리소파술(간단)

② 치주소파술

③ 치석제거(가)

④ 치근활택술

⑤ 치석제거(나)

해설

• 치주치료후처치(가)의 산정 전처치 : 치석제거, 치근활택술, 치주소파술
• 치주치료후처치(나)의 산정 전처치 : 치은박리소파술, 치은절제술, 치관확장술, 치아반측절제술

48 치주치료재시행기준으로 옳은 것은?

① 치석제거 4개월 경과 100% 산정

② 치근활택술 2개월 경과 100% 산정

③ 치주소파술 1개월 경과 치주치료후처치(가) 산정

④ 치은박리소파술 6개월 경과 100% 산정

⑤ 치은절제술 1개월 경과 100% 산정

해설

• 치석제거 4개월 경과 50% 산정
• 치근활택술 2개월 경과 50% 산정
• 치주소파술 1개월 경과 50% 산정
• 치은절제술 1개월 경과 치주치료후처치(나) 산정
• 치석제거

구 분	3개월 이내	3개월 초과~6개월 이내	6개월 초과
산 정	치주치료후처치(가)	50%	100%

• 치근활택술, 치주소파술 재시행

구 분	1개월 이내	1개월 초과~3개월 이내	3개월 초과
산 정	치주치료후처치(가)	50%	100%

• 치은박리소파술 재시행

구 분	6개월 이내	6개월 초과
산 정	치은박리소파술 50%	치은박리소파술 100%

• 치은절제술

구 분	1개월 이내	1개월 초과~3개월 이내	3개월 초과
산 정	치주치료후처치(나)	50%	100%

49 #15, 14, 24, 25, 26에 시행한 잠간고정술의 산정기준은?

① 3치 이하, 횟수 2
② 3치 이하, 횟수 1.5
③ 4치 이상, 횟수 2
④ 4치 이상, 횟수 1.5
⑤ 4치 이상, 횟수 1

해설
• 잠간고정술은 3치 이하와 4치 이상으로 구분한다.
• 산정기준은 1악당 1회로 산정한다.
• 문제에서 상악 치아에만 잠간고정술을 시행했으므로 횟수는 1이며, 시행 치아가 총 5개로 4치 이상에 해당한다.

50 치은절제술의 산정기준은?

① 모든 치은절제술은 전처치가 필요하다.
② 1치아당 1회로 산정한다.
③ 근관치료 후 임상치관 길이 연장 목적으로 시행 시 산정한다.
④ 봉합사의 산정은 불가하다.
⑤ 치은절제술과 치석제거의 동시 시행 시 치은절제술만 100% 산정한다.

해설
• 우식상병으로 인한 치은절제술은 전처치 불필요하며, 치주상병으로 인한 치은절제술은 전처치가 필요하다.
• 1/3악당 1회로 산정한다.
• '근관치료 후 임상치관 길이 연장 목적으로 시행 시 산정한다.'는 치관확장술 가. 치은절제술에 대한 설명이다(1치당 1회 산정).
• 치은절제술과 치관확장술 모두 봉합사의 별도 산정이 가능하다.
• 치은절제술과 치주치료(치석제거, 치근활택술, 치은성형술) 동시 시행 시 치은절제술만 100% 산정한다.

01 진료비의 구성항목이 아닌 것은?

① 외래관리료는 진찰료에 포함된다.

② 행위료는 상대가치점수×환산지수로 산출한다.

③ 주사제는 약제료에 포함된다.

④ 재료대 신고는 구입일로부터 7일 이내에 한다.

⑤ 가산율은 종별, 연령별, 시간, 장애인, 수술치료 가산이 있다.

해설

- 진찰료 = 기본진찰료 + 외래관리료(외래환자 처방료)
- 약제료 : 마취제, 주사제, 급여 가능한 지혈제 등
- 재료대 신고는 구입 시마다 신고하며, 구입일로부터 15일 이내에 신고한다.

02 연령에 따른 가산율이 아닌 것은?

① 1세 미만은 초진 + 26.45점, 재진 + 16.67점이 가산된다.

② 1세 이상 6세 미만은 마취료에 50%가 가산된다.

③ 6세 미만의 치근단촬영에는 15%가 가산된다.

④ 8세 미만의 보통처치는 30%가 가산된다.

⑤ 70세 이상은 마취료에 30%가 가산된다.

해설

구 분	진찰료		마취료	방사선
1세 미만	초진 + 26.45점	재진 + 16.67점	50% 가산	단순 15% 가산
1세 이상~6세 미만	초진 + 10.89점	재진 + 6.86점	30% 가산	특수 20% 가산

구 분	행위료
8세 미만	30% 가산(즉일충전처치, 충전, 와동형성, 치수절단, 응급근관처치, 발수, 근관와동형성, 근관확대(근관성형), 근관세척, 근관충전, 보통처치, 치아진정처치, 치아파절편제거, 치면열구전색)

구 분	마취료
70세 이상	30% 가산

03 의료기관의 종별 가산이 적용되지 않는 항목은?

① 구치발치

② 치과임플란트 2단계

③ 응급근관처치

④ 치근활택술

⑤ 치석제거(가. 1/3악당)

해설

- 의료기관의 종별 가산이 적용되지 않는 항목 : 보험임플란트, 보험완전틀니, 보험부분틀니
- 분류번호가 나뉘어져 있음
- 주로 진료단계별 포괄수가제 진료항목에 해당

04 치과의원에 내원한 의료급여 환자의 본인부담금이 다른 것은?

① 의료급여 1종 치석제거(가)

② 의료급여 1종 원외처방전 발행

③ 의료급여 1종 침윤마취 후 치아파절편제거

④ 의료급여 2종 근관세척

⑤ 의료급여 2종 발치 후 dressing

해설

- 의료급여 1종 치석제거(가) → 원외처방 X, 의약품 X = 1,000원
- 의료급여 1종 원외처방전 발행 = 1,000원
- 의료급여 1종 침윤마취 후 치아파절편제거 → 원외처방 X, 의약품 O = 1,500원
- 의료급여 2종 근관세척 → 원외처방 X, 의약품 X = 1,000원
- 의료급여 2종 발치 후 dressing → 원외처방 X, 의약품 X = 1,000원

구 분		본인부담률		
		원외처방(X)		원외처방(O)
		의약품(O)	의약품(X)	의약품 상관없음
치과의원	1, 2종 공통	1,500원	1,000원	
치과병원 (시·도)	1종	2,000원	1,500원	
	2종	총액의 15%		

05 의료급여 1종 중 선택의료급여기관 이용자가 의료급여의뢰서 미지참 후 지정 병원이 아닌 의료기관에 내원한 경우 본인부담금은?

① 비급여 산정 후 전액 본인부담

② 총진료비의 30%

③ 1,500원

④ 1,000원

⑤ 총진료비 전액 본인부담

해설

• 의료급여 1종 중 선택의료급여기관 이용자가 의료급여의뢰서 지참 후 지정 병원이 아닌 의료기관에 내원한 경우 본인부담금은 의료급여대상자의 본인부담률을 따른다(치과의원인 경우 1,000원이나 1,500원).

• 치과의원이 선택의료급여기관으로 지정되어 있는 경우의 본인부담금은 면제이다.

06 65세 이상의 치과병원(동지역) 이용 시 본인부담률은?

① 10%

② 21%

③ 28%

④ 30%

⑤ 40%

해설

• 10% : 의료

• 21% : 6세 미만의 치과의원

• 28% : 6세 미만의 치과병원(동지역)

• 30% : 6세 이상~65세 미만 치과의원

• 40% : 6세 이상~65세 미만, 65세 이상 치과병원(동지역)

07 70세의 의료급여 2종 환자가 금속상 완전틀니를 제작할 때 본인부담률은?

① 5%

② 10%

③ 15%

④ 30%

⑤ 40%

해설

65세 이상 금속상 완전틀니의 본인부담률
- 건강보험가입자인 경우 요양급여비용 총액의 30%
- 의료급여 1종, 차상위 대상자 1종(희귀난치성 질환자)인 경우 요양급여비용 총액의 5%
- 의료급여 2종, 차상위 대상자 2종(만성질환자)인 경우 요양급여비용 총액의 15%

08 기본진찰료로 산정하는 것이 아닌 것은?

① 냉온검사

② 치아동요도검사

③ 진료기록부 복사

④ 치아타진반응검사

⑤ 측두하악장애행동요법

해설

- 기본진찰료 산정
  - 진찰 및 상담만 한 경우(검사결과 확인을 위한 내원)
  - 처방전만 발행
  - 요양급여비용명세서, 소견서, 촉탁서 등 발행
  - 개폐구검사, 치아동요검사, 치수온도검사
  - 구강건조증의 처치, 구내염에 약물 도포
  - 치은염, 지치주위염, 발치 전 동통 감소를 위한 간단한 구강연조직질환처치
  - 구강안면 저수준 레이저치료
  - 측두하악장애행동요법
  - 본원에서 동일 치아에 시행한 실란트를 2년 이내 재시행한 경우
  - 본원에서 동일 치아에 차-4 지각과민처치(나)를 6개월 이내 재시행한 경우
- 비급여 적용 기타사항
  - 각종 증명서 발급비용
  - 필름 복사료, 스캔결과 복사, 디스켓 복사, 진료기록부 복사

09 재진으로 산정하지 않는 것은?

① 턱관절 물리치료 후 2개월이 지나 내원하여 물리치료를 재시행함
② 근관치료 도중 6개월이 지나 내원하여 근관충전함
③ 치석제거(가. 1/3악) 후 2개월이 지나 동일 부위 치석제거를 재시행함
④ (공단)구강검진 후 7일 후 내원하여 사랑니 발치를 시행함
⑤ 발치를 위해 진료의뢰서를 가지고 처음 내원한 고혈압 환자에게 발치를 시행함

해설

- 턱관절 환자(치료의 종결여부 불분명) 치료 종결 후 90일 이후 내원 시 초진, 2개월 이후는 재진으로 산정
- 근관치료 도중 6개월이 지나 내원하여 근관충전함 → 기간과 무관하게 시작된 진료가 종결되지 않으면 재진으로 산정
- 치석제거(가. 1/3악) 후 2개월이 지나 동일 부위 치석제거를 재시행함 → 치주는 90일을 초, 재진 산정의 기준으로 보고 있으므로, 재진 + 치주치료후처치(치석제거 3개월 이내 동일 부위 재시행)로 산정
- (공단)구강검진 후 7일 후 내원하여 사랑니 발치 시행함 → (공단)구강검진 당일 처치행위가 실시된 경우 초진 진찰료의 50%를 산정, (공단)구강검진 후 30일 이내 처치행위가 실시된 경우 재진 진찰료의 50%를 산정, (공단)구강검진 후 30일 이후 내원하여 행위가 실시된 경우 초진 진찰료의 100%를 산정
- 발치를 위해 진료의뢰서를 가지고 내원한 고혈압 환자에게 발치를 시행함 → 본원에 처음 내원하였으므로 초진으로 산정

10 처방전 발행에 대한 설명으로 옳은 것은?

① 일률적인 항생제의 처방을 지양한다.
② 치수염 상병에 항생제를 처방할 수 있다.
③ 약의 효능을 위해 동일 성분의 약제를 2가지 이상 처방할 수 있다.
④ 처방료는 별도 산정 가능하다.
⑤ 의료기관과 심평원의 교부번호가 동일해야 한다.

해설

처방전 발행 원칙
- 치수염 상병에 항생제 처방을 자제한다(근단농양 상병에 항생제 처방 가능).
- 효능, 효과, 용법, 용량에 맞추어 처방한다.
- 동일 성분의 약제를 2가지 이상 처방을 지양한다.
- 처방료는 별도 산정되지 않는다(진찰료에 포함).
- 의료기관과 약국의 교부번호가 동일해야 한다.

11 헥사메딘 가글액의 보험 적용 최대 단위는?

① 10mL

② 50mL

③ 100mL

④ 250mL

⑤ 500mL

해설

헥사메딘 가글액은 치료기간 중 1회 처방할 수 있으며 100mL 내에서 급여로 인정된다.

12 틀니유지관리 산정 시의 상병명은?

① T85.6 치과보철물의 파절 및 상실

② Z46.3 치과보철장치의 부착 및 조정

③ K08.1 사고, 추출 또는 국한성 치주병에 의한 치아상실

④ Z29.8 기타 명시된 예방적 조치

⑤ K08.81 불규칙한 치조돌기

해설

• T85.6 치과보철물의 파절 및 상실 : 보철물 재부착, 임플란트 홀충전
• K08.1 사고, 추출 또는 국한성 치주병에 의한 치아상실 : 보험(완전, 부분)틀니, 보험임플란트
• Z29.8 기타 명시된 예방적 조치 : 치면열구전색
• K08.81 불규칙한 치조돌기 : 치조골성형수술

13 항생제 처방이 불가능한 상병은?

① K10.3 턱의 치조염

② K04.7 동이 없는 근단 주위 농양

③ K02.0 법랑질에 제한된 우식

④ K05.31 만성 복합치주염

⑤ K08.1 사고, 추출 또는 국한된 치주병에 의한 치아상실

해설

• K10.3 턱의 치조염 : 발치와재소파술 후 처방 가능
• K04.7 동이 없는 근단 주위 농양 : 재근관치료 후 처방 가능
• K05.31 만성 복합치주염 : 발치, 치주치료 후 처방 가능
• K08.1 사고, 추출 또는 국한된 치주병에 의한 치아상실 : 보험임플란트 식립 후 처방 가능

14 즉일충전처치가 불가능한 상병은?

① S02.53 치수침범이 없는 치관파절
② K02.3 정지된 치아우식
③ K02.2 시멘트질의 우식
④ K03.01 인접면의 생리적 마모
⑤ K03.30 치아의 외부 흡수

해설

• 즉일충전처치 적용 상병

즉일충전처치충전	S02.52 법랑질만의 파절 S02.53 치수 침범이 없는 치관파절 K02.0 법랑질에 제한된 우식 K02.1 상아질의 우식 K02.2 시멘트질의 우식 K02.3 정지된 치아우식 K02.8 기타 치아우식 K03.00 교합면의 생리적 마모 K03.01 인접면의 생리적 마모 K03.10 치아의 치약마모 K03.11 치아의 치약마모, 쐐기결손, 굴곡파절 K03.18 기타 명시된 치아의 마모 T85.6 치과보철물의 파절 및 상실 ※ 근관치료 완료 후에는 근관치료 상병명 적용 가능

• 지각과민처치 적용 상병

지각과민처치	K03.10 치아의 치약마모, 쐐기결손, 굴곡파절 K03.18 기타 명시된 치아의 마모 K03.80 민감상아질 K06.00 국소적 치은퇴축 K06.01 전반적 치은퇴축

15 치근단절제술 시행이 가능한 상병은?

① K03.5 치아의 강직증
② K04.5 만성 근단치주염
③ K05.31 만성 복합치주염
④ K06.10 치은섬유종증
⑤ S03.22 완전탈구

해설

• 난발치 적용 상병

난발치	K00.22 치아의 유착 K00.20 거대치 K00.44 만곡치(절렬) K03.5 치아강직

• 치은절제술 적용 상병

치은절제술	K05.11 만성 증식성 치은염 K05.30 만성 단순치주염 K05.31 만성 복합치주염 K06.10 치은섬유종증 K06.18 기타 명시된 치은비대

• 잠간고정술 적용 상병

잠간고정술	S03.20 치아의 아탈구, 측방탈구 S03.21 치아의 함입 또는 탈출 S03.22 치아의 박리(완전탈구) K05.30 만성 단순치주염 K05.31 만성 복합치주염

16 다음이 설명하는 진료행위는?

> 의치의 내면 부적합과 수직고경의 상실이 존재하며, 의치의 변연 및 연마면의 조정이 필요한 경우, 기능
> 인상을 채득하여 주모형을 제작하고 교합기에 장착한 후 의치상용 레진을 적용한 경우

① 첨상(간접법)

② 첨상(직접법)

③ 개 상

④ 의치상 조정

⑤ 조직조정

해설
- 첨상(직접법) : 의치의 내면 부적합이 있는 경우, 자가중합형 의치상용 레진을 이용하여 진료실에서 의치 내면을 개조한 경우
- 첨상(간접법) : 의치의 내면 부적합과 수직고경 상실이 존재하는 경우, 기능인상을 채득하여 주모형을 제작하고 교합기에 장착한 후 의치상용 레진을 적용한 경우
- 조직조정 : 의치 하방의 연조직에 과도한 압박이나 남용이 관찰되거나 잇몸 염증이 존재하는 경우, 의치상 내면에 연질 이장재를 적용하여 일정 시간 이후 과량의 연질 이장재를 제거하는 경우
- 의치상 조정 : 의치의 사용으로 조직에 궤양이나 불편감이 존재하여 조직면, 연마면 부분의 조정이 필요할 때 압력 지시재를 사용하여 과도한 압력 부위를 삭제한 후 의치 내면을 조정

17 급성 치수염 상태에서 급성 증상을 없앨 목적으로 치수강 개방 시 산정하는 것은?

① 치수절단

② 발 수

③ 근관와동형성

④ 응급근관처치

⑤ 치아진정처치

해설
- 치수절단 : 치수강 내의 국한된 치주염으로부터 치관부의 노출된 생활치수 제거
- 근관와동형성 : 발수를 위해 근관의 입구에 쉽게 접근하기 위한 와동형성
- 치아진정처치 : 당일 와동형성 후 임시충전으로 치아를 진정시킴

18 임상적 치관 길이가 짧아 근관치료 후 보철물의 유지력을 위해 산정하는 것은?

① 치은절제술

② 치은판절제술

③ 치관확장술

④ 잠간고정술

⑤ 치근단절제술

해설

- 치은절제술
  - 치은증식 및 비대에 실시한 경우
- 치은판절제술
  - 오래된 치아우식와동 상방으로 증식된 치은식육 제거
  - 파절된 치아 상방으로 증식된 치은식육 제거
  - 치아 맹출을 위한 개창술
  - 부분 맹출 치아 또는 유치의 우식치료를 위한 치은판 제거
  - 급성 또는 만성 지치주위염 치아의 치관 상방을 덮고 있는 치은판 제거
- 잠간고정술
  - 불완전한 치아의 탈구
  - 치주질환에 이환된 동요치의 고정
- 치근단절제술
  - 치근단의 병변이 근관치료만으로 해결되지 않을 때
  - 치근첨을 제거, 인접한 치근단 조직을 소파

19 가장 낮은 상대가치점수는?

① 보통처치

② 치아진정처치

③ 치수절단

④ 응급근관처치

⑤ 치수복조

해설

- 보통처치 : 1치당 1회
- 치아진정처치 : 1치당 1회
- 치수절단 : 1치당 1회
- 응급근관처치 : 1치당 1회
- 치수복조 : 1치당 1회
- 보통처치 < 치아진정처치 < 치수복조 < 응급근관처치 < 치수절단

20 가장 높은 상대가치점수는?

① 근관 내 기존 충전물 제거
② 보철물제거 간단
③ 보철물제거 복잡
④ 보철물 재부착
⑤ 금속재 포스트 제거

> **해설**
> • 근관 내 기존 충전물 제거(1근관당 1회)
> • 보철물제거 간단(1치당 1회)
> • 보철물제거 복잡(1치당 1회)
> • 보철물 재부착(1치당 1회)
> • 금속재 포스트 제거(1근관당 1회)
> • 보철물제거 간단 < 보철물 재부착 < 보철물제거 복잡 < 근관 내 기존 충전물 제거 < 금속재 포스트 제거

21 치태조절교육 산정에 대한 설명이 아닌 것은?

① 필수교육자는 치과의사와 치과위생사이다.
② 상근하는 전담인력이 필요하다.
③ 교육별 전 과정을 30분 이상 실시한다.
④ 교육 전 환자의 진료동의서를 작성한다.
⑤ 교육프로그램의 매 과정 시 비용을 산정한다.

> **해설**
> 교육프로그램의 전 과정 포함비용은 1회만 비급여로 산정한다.

22 비급여 대상이 아닌 것은?

① 니코틴 착색 제거
② 구취 검사
③ 본인 희망의 구강검진
④ 외모 개선 목적의 교정치료
⑤ 일상생활에 지장이 있는 코골이

해설

비급여 대상
- 업무, 일상생활에 지장이 없는 단순 코골이
- 저작, 발음기능 개선이 아닌 외모 개선 목적의 악안면교정술 및 교정치료
- 본인 희망 건강검진, 구취 및 치아 착색물 제거를 위한 치석 제거
- 불소국소도포, 치면열구전색(단, 18세 이하의 교합면에 우식이 이환되지 않은 건전한 제1, 2대구치는 급여대상)
- 치과의 보철(단, 65세 이상 보건복지부장관이 정하는 금속상 완전틀니, 레진상 완전틀니, clasp형 부분틀니는 급여대상)
- 비급여로 제작되는 치과임플란트(단, 65세 이상 평생 2대의 임플란트는 급여대상)

23 마취에서 산정 가능한 것은?

① 동일 부위에 전달마취와 침윤마취를 했을 때 사용한 모든 앰플 수
② 도포마취 후 유치발치를 했을 때 도포마취 행위료
③ 침윤마취 후 치경부에 광중합형 레진충전을 했을 때 침윤마취 행위료
④ 상악 유구치에 난발치를 했을 때 후상치조신경 전달마취 행위료
⑤ 동일 부위에 전달마취와 치수 내 마취를 했을 때 치수 내 마취 행위료

해설

- 도포마취는 별도 산정 불가
- 비급여진료를 목적으로 하는 마취는 별도 산정 불가
- 상악 유구치는 전달마취 산정 불가(침윤마취만 산정 가능)
- 동일 부위 전달마취와 치수 내 마취 시행 시 치수 내 마취는 침윤마취로 산정하며, 동일 부위 전달마취와 침윤마취 시행으로 전달마취만 산정

24 하치조신경전달마취를 산정할 수 없는 부위는?

① 하악 전치부 치근단절제술
② 하악 유구치 충전진료
③ 하악 소구치 전방 협측치은 마취 후 구강내소염수술
④ 하악 제3대구치 발치
⑤ 편측 하악치아의 치주치료

해설

하악 전치부 치근단절제술 시행 시 전달마취는 이신경전달마취로 산정한다.

25 턱관절내장증으로 환자가 내원한 경우의 방사선촬영은?

① 치근단 촬영
② 교합 촬영
③ 교익 촬영
④ 파노라마 촬영
⑤ cone beam CT 촬영

해설

- 치근단 촬영의 적응증
  - 치아와 치아 주위 조직의 상태 확인
  - 치아우식증, 치주 상태, 치근단병소검사
  - 치근의 형태 확인 및 상태검사
  - 혼합치열기 영구치 맹출 정도의 검사
  - 근관치료를 위한 근관장측정과 근관치료 전후의 상태검사
  - 매복치의 상태와 위치검사
  - 보철물검사
  - 임플란트치료 전후의 악골 상태 및 임플란트 식립 상태검사
- 교익 촬영의 적응증
  - 초기 인접면 우식증검사
  - 재발 치아우식병소검사
  - 치수강검사(크기, 치수석, 치아우식병소의 치수 근접 정도)
  - 초기 치주질환 환자의 치조정 및 치석침착검사
  - 인접면 충전물 치은연검사
- 파노라마 촬영
  - 소아의 해당 치아가 맹출되는 평균연령을 초과한 경우
  - 전체적인 치주질환자
  - 매복치 확인이나 매복치 발치를 위한 경우
  - 구내 촬영이 불가능한 경우
  - 외상의 진단을 위한 경우
- cone beam CT 촬영
  - 안면부 선천적 및 후천적 기형의 치료, 두개안면재건술, 두개부 내의 종양, 악안면부의 양성 및 악성 병소, 경추부 외상의 진단 및 치료평가
  - 근관치료 완료 후 계속적 동통 호소 시 재근관치료를 위한 경우
  - 매복치 중 과잉치 위치 확인을 위한 경우

26 치근단 촬영 중 술자의 부주의로 인하여 재촬영한 경우의 산정은?

① 100% 각각 산정

② 50% 각각 산정

③ 100% 동시 산정

④ 50% 동시 산정

⑤ 산정하지 않음

해설

술자의 부주의로 인한 재촬영은 이중 산정되지 않는다.

27 cone beam CT에 대한 설명이 아닌 것은?

① 진료기록부에 기록하면 판독소견서로 갈음한다.

② 치과의사와 방사선사가 촬영할 수 있다.

③ 제3대구치가 하치조관이나 상악동과 치근이 겹쳐 보이는 경우 산정한다.

④ 3치관 크기 이상의 치근낭이 보이는 경우 산정한다.

⑤ 치근의 파절이나 비정상적 근관형태로 추가적 근관치료를 요하는 경우 산정한다.

해설

• 진료기록부에 기록하면 판독소견서로 갈음하는 것은 치근단 촬영(표준 촬영)과 파노라마 촬영의 설명이다.

• cone beam CT는 판독소견서가 별도 비치되어야 한다.

• 판독소견서에는 환자의 성명·나이·성별, 검사명, 검사일시, 판독소견, 결론, 판독 일시, 판독의, 요양기관명을 포함해서 기재한다.

28 다음 진료행위에 산정할 수 없는 것은?

> 2월 1일
> C.C.) 오른쪽 아래 치아가 깨졌어요.
> P.I) #46 아말감 2차 우식으로 인한 파절
> Tx) #46 치근단 촬영 1매, 침윤마취 1, 아말감 및 우식제거, ZOE filling
>
> 2월 15일
> C.C) 괜찮았어요.
> Tx) #46 ZOE 제거, glass ionomer filling(O cavity), 충전물연마

① 즉일충전처치
② 충 전
③ 치근단 촬영
④ 치아진정처치
⑤ 수복물제거(간단)

해설

산정 가능 항목

> 2월 1일
> C.C.) 오른쪽 아래 치아가 깨졌어요.
> P.I) #46 아말감 2차 우식으로 인한 파절
> Tx) #46 치근단 촬영 1매, 침윤마취 1, 아말감 및 우식제거, ZOE filling
>   → #46 초진 진찰료, 치근단 촬영 1매, 침윤마취 행위료 1, 의약품관리료, 사용 앰플 1, 수복물제거(간단), 치아진정처치(우식제거
>   후 임시충전재 충전)
>
> 2월 15일
> C.C) 괜찮았어요.
> Tx) #46 ZOE 제거, Glass Ionomer filling(O cavity), 충전물연마
>   → #46 재진 진찰료, 충전 1면, 충전물연마 1

29 광중합형 레진충전 당일에 별도로 산정할 수 있는 것은?

① 러버댐 장착
② 마취행위료
③ 충전재료대
④ 교합조정
⑤ 치수복조

해설

광중합형 복합레진충전 행위료에는 접착 전처치 및 약제, 재료비용과 러버댐 장착, 즉일충전처치(치수복조, 와동형성 포함), 충전물 연마, 충전재료대, 교합조정 및 외형 마무리 등의 행위를 포함한다.

30 교합조정술에 대한 설명이 아닌 것은?

① 1일 4치까지 시행한다.
② 교합지를 사용해야 한다.
③ 동일 부위 치석제거와 교합조정술의 동시 시행 시 높은 수가 100%, 낮은 수가 50%으로 산정한다.
④ 보철물 장착 후 교합조정 시 산정할 수 없다.
⑤ 일주일 뒤 동일 부위 재시행 시 행위료 100%를 산정한다.

해설

동일 부위 치석제거와 교합조정술 동시 시행 시 각각 100% 산정한다.

31 러버댐을 별도 산정할 수 없는 것은?

① 치면열구전색
② 당일발수근충
③ 충 전
④ 즉일충전처치
⑤ 치수절단

해설

- 러버댐 장착료와 동시 산정이 가능한 진료행위 : 충전, 즉일충전처치, 치수절단, 발수, 확대, 근관세척, 근관충전, 당일발수근충 시행 시 동시 산정 가능
- 러버댐 장착료와 동시 산정이 불가능한 진료행위 : 광중합형 복합레진충전, 치면열구전색

32 #21~27까지 과민성 상아질로 인해 se-bond를 시행했을 경우, 산정은?

① 지각과민처치(가) 횟수 7
② 지각과민처치(가) 횟수 2
③ 지각과민처치(나) 횟수 2
④ 지각과민처치(나) 횟수 6
⑤ 지각과민처치(나) 횟수 7

해설

- 지각과민처치(가) : Gluma, MS coat, Superseal
- 지각과민처치(나) 중 상아질 접착제 : Clearfil SE Bond(Kuraray), Bis Block(Bisco), Systemp Desensitizer(Vivadent), Hybrid Coat(Sun Medical), Gluma Comfort Bond Desensitizer(Heraeus Kulzer), Gluma Self Etch Bottle Assortment(Heraeus Kulzer), Gluma2 Bond(Heraeus Kulzer), Gluma Bond Universal(Heraeus Kulzer), iBond Self Etch Bottle Assortment(Heraeus Kulzer), Adper Easy Bond Self Etch Adhesive(3M), Adper Single Bond2(3M), G-premio BOND(GC)
- 지각과민처치(가) 횟수 : 1일 최대 6치, 1 → 2 → 3 → 4 → 5 → 6
- 지각과민처치(나) 횟수 : 1일 최대 6치, 1.0 → 1.2 → 1.4 → 1.6 → 1.8 → 2.0

33 급여틀니의 무상수리기간과 산정방법은?

① 틀니 1단계 신청 후 3개월 이내 3회
② 틀니 1단계 신청 후 3개월 이내 6회
③ 틀니 최종 장착 후 3개월 이내 3회
④ 틀니 최종 장착 후 3개월 이내 6회
⑤ 틀니 최종 장착 후 3개월 이내 무제한

해설

- 급여틀니의 최종 장착 후 3개월 이내 6회까지 진찰료만 산정(무상수리기간)
- 급여틀니의 최종 장착 후 3개월 초과 시 유지관리 행위료는 별도 산정
- 급여임플란트 보철 장착 후 3개월 이내 진찰료만 산정(횟수 제한 없음)
- 급여임플란트 보철 장착 후 3개월 초과 시 치주처치는 행위료 별도 산정
- 급여임플란트 보철 장착 후 3개월 초과 시 보철수복처치는 비급여 산정
  - 지대주 나사 조임·교체, 보철물 수리 또는 재제작, 인접면 재료 첨가 등

34 금속상 완전틀니의 단계가 아닌 것은?

① 진단 및 치료계획
② 악간관계채득
③ 의치장착 및 조정
④ 납의치 시적
⑤ 금속구조물 시적

해설
- 금속구조물 시적은 부분틀니의 단계이다.
- (금속상, 레진상)완전틀니(5단계) : 진단·치료계획 → 인상채득 → 악간관계채득 → 납의치 시적 → 의치 장착·조정
- 클래스프형 부분틀니(6단계) : 진단·치료계획 → 지대치 형성 및 인상채득 → 금속구조물 시적 → 최종 악간관계채득 → 납의치 시적 → 의치장착·조정

35 진료행위의 산정 제한으로 옳은 것은?

① 보험임플란트는 구치부에만 적용 가능하다.
② 보험임플란트는 상악 또는 하악에 완전 무치악인 경우 적용 가능하다.
③ 보험임플란트는 평생 2개만 적용 가능하다.
④ 완전틀니는 제작 후 5년 경과 시 새로 급여로 제작할 수 있다.
⑤ 부분틀니 제작 후 2년 만에 잔존치 발거로 무치악이 되면, 비급여로 제작해야 한다.

해설
- 보험임플란트는 전·구치부에 모두 적용 가능하다.
- 보험임플란트는 상악 또는 하악에 부분 무치악인 경우 적용 가능하다.
- 완전틀니는 제작 후 7년 경과 시 급여로 새로 제작할 수 있다.
- 부분틀니 제작 후 2년 만에 잔존치 발거로 무치악이 되면, 급여 완전틀니로 제작 가능하다.

36 발수 산정기준이 아닌 것은?

① 응급근관처치와 발수 동시 시행 시 각각 100% 산정한다.

② 발수와 근관세척 동시 시행 시 발수만 100% 산정한다.

③ 발수와 근관와동형성 동시 시행 시 각각 100% 산정한다.

④ 발수재료로 barbed broach 사용 시 별도 산정 가능하다.

⑤ 치료기간 중 1회만 산정 가능하다.

해설

응급근관처치와 발수 동시 시행 시 발수만 100% 산정한다.

37 당일발수근충에 포함되지 않은 행위는?

① 근관와동형성

② 근관장측정검사

③ 근관확대

④ 근관세척

⑤ 러버댐 장착

해설

- 당일발수근충 : 발수, 근관와동형성, 근관장측정검사, 근관확대, 근관성형, 근관세척, 근관충전 행위료 모두 포함
- 당일발수근충 시 추가 산정 가능한 행위
  - 러버댐
  - 마취행위료 및 앰플, 의약품관리료
  - 방사선사진
  - 처방전 발행
  - 사용한 재료대(barbed broach, Ni-Ti file or file)

38 근관치료 관련 행위료 중 가장 많이 산정할 수 있는 것은?

① 가압근관충전
② 근관세척
③ 근관확대
④ 근관성형
⑤ 근관 내 기존 충전물 제거

해설

근관치료 관련 최대 산정 횟수
- 발수, 근관 내 기존 충전물 제거, 근관와동형성, 가압근관충전 : 치료기간 중 1회
- 근관확대, 근관성형 : 치료기간 중 2회
- 근관장측정검사 : 치료기간 중 3회
- 근관세척 : 치료기간 중 4~5회(치근단 농양이 심하면 내역 설명 후 추가 산정 가능)

39 다음 내용의 산정기준으로 적합한 것은?

> 진료일 : 3월 5일
> 치식 : #24
> 상병 : K04.7 동이 없는 근단농양
> PFM crown 제거, metal casting post(2근관) 제거
> re-endo, 근관 내 기존 충전물 제거, 근관와동형성, 근관세척
> 근관장측정검사(B 14mm, P 13mm), caviton filling
> X-ray 2매(진단, 근관장측정검사)

① 근관장측정검사 횟수 1
② 근관와동형성 횟수 1
③ 치근단 촬영 동시 2매 횟수 1
④ 수복물제거(복잡) 횟수 1
⑤ 근관 내 기존 충전물 제거 횟수 3

해설

- 근관장측정검사 → 근관당 산정하여 횟수 2
- 근관와동형성 → 근관 내 기존 충전물 제거와 함께 산정하며, 근관당 산정하여 횟수 2
- 치근단 촬영 → 진단과 근관장측정검사로 각각 다른 목적으로 촬영, 치근단 촬영 횟수 2
- 수복물제거(복잡) + 근관 내 기존 충전물 제거 + 금속재 포스트 제거 → 보철물제거와 금속재 포스트 제거는 각각 100%, 근관 내 기존 충전물 제거는 50% 산정 → 근관 내 기존 충전물 제거[근관당] 1, 수복물제거(복잡)[치아당] 1, 금속재 포스트 제거[근관당] 2로 산정한다.

40 bur와 봉합사를 동시에 산정할 수 있는 처치는?

① 완전매복발치
② 치조골성형수술
③ 치은박리소파술
④ 치관확장술
⑤ 치근단절제술

해설

• 완전매복발치 → bur(가)만 산정
• 치은박리소파술 → 봉합사만 산정
• 치관확장술 → 봉합사만 산정
• 치근단절제술 → bur(가)만 산정

41 유치발치의 산정에 대한 설명이 아닌 것은?

① 방사선 촬영을 별도로 산정할 수 있다.
② 국소마취 시 별도로 산정할 수 있다.
③ 통상 수술후처치(간단)는 산정할 수 없다.
④ 발치와재소파술을 산정할 수 없다.
⑤ 유치의 단순발치가 곤란한 경우 난발치로 산정할 수 없다.

해설

• 유치발치 후 수술후처치(간단)는 합병증(전신장애)이 있는 경우에만 산정한다.
• 유치 난발치는 치근비대, 치근만곡 또는 골유착으로 단순발치가 곤란한 경우 산정한다.

42 구강내소염수술의 산정으로 옳은 것은?

① 동일 부위 재시행 시 15일 이내는 50% 산정한다.

② 발치와 구강내소염수술 동시 시행 시 높은 수가 100%, 낮은 수가 50% 산정한다.

③ 당일 #16과 #26에 시행 시 각각 100% 산정한다.

④ 절개 없이 explorer로 탐침하여 배농한 경우에는 산정하지 않는다.

⑤ 후처치는 치주치료후처치(가)로 산정한다.

해설
- 동일 부위 재시행은 기간과 무관하게 100% 산정한다.
- 발치와 구강내소염수술 동시 시행 시 발치만 100% 산정한다.
- 발수와 구강내소염수술 동시 시행 시 각각 100% 산정한다.
- 당일 #16과 #26에 시행 시 첫 부위 100%, 두 번째 부위 50% 산정한다(1/2악당 1회로 산정, 첫 부위 100%, 두 번째 부위부터 50%, 최대 200% 산정).
- 후처치는 수술후처치(가)로 산정한다.

43 설소대성형술의 적응증이 아닌 것은?

① 혀의 운동장애

② 의치의 탈락

③ 저작장애

④ 발음장애

⑤ 심미장애

해설
- 설소대가 심하게 짧은 경우, 설 강직 증상으로 혀의 움직임에 지장을 초래한다.
- 소대당 1회로 산정하나 설소대는 1개이다.

44 치과임플란트 제거술에 대한 설명은?

① bur 사용 시 bur(다)를 산정 가능하다.

② 급여 임플란트만 산정 가능하다.

③ 치은박리소파술과 치과임플란트 제거술 동시 시행 시 각각 100% 산정한다.

④ 임플란트 수술(식립) 후 골유착 실패로 제거하는 경우에 산정한다.

⑤ 골유착 실패로 동요도가 있는 경우 단순으로 산정한다.

해설

- bur 사용 시 bur(가)를 산정 가능하다.
- 비급여 임플란트도 산정 가능하다.
- 치은박리소파술과 치과임플란트 제거술 동시 시행 시 높은 수가 100%, 낮은 수가 50%를 산정한다(치은박리소파술은 1/3악당, 임플란트 제거술은 1치당 산정).
- 임플란트 식립 후 골유착 실패로 제거하는 경우에는 산정 불가하다(급여 임플란트의 경우 2단계 행위료 50%, fixture 재료대 100% 산정 가능하다).
- 임플란트 보철 완성 후 3개월이 초과 후 골유착 실패로 제거하는 경우 산정한다.

45 상고정장치술에 대한 설명이 아닌 것은?

① 재료대가 별도 산정 가능하다.

② 장치를 장착하는 날에 산정한다.

③ 주로 상악에 산정한다.

④ 외과수술 후 창상의 지혈을 위해 제작한다.

⑤ 후처치는 해당 술식의 후처치로 산정한다.

해설

재료대, 인상채득 행위료, 장치제작 행위료 및 장착료가 모두 행위료에 포함되어 별도 산정 불가하다.

46 산정기준으로 옳은 것은?

① 치석제거(가. 1/3악당)를 1~2개 치아에 시행 시 1로 산정한다.

② 치근활택술을 1~2개 치아에 시행시 0.5로 산정한다.

③ 치주소파술은 급성 상병은 적용 불가이다.

④ 치주낭측정검사는 치아당 1부위 이상의 검사결과를 기록한다.

⑤ 치은박리소파술을 3개월 이하 재시행 시 100% 산정한다.

해설

- 치석제거(가. 1/3악당)은 1~2개 치아에 시행 시 0.5로 산정한다.
- 치근활택술과 치주소파술은 1개의 치아에 시행하더라도 1로 산정한다.
- 치주낭측정검사는 치아당 2부위 이상의 검사결과를 기록한다.
- 치은박리소파술을 6개월 이하 재시행 시 50% 산정한다(6개월 초과 시 100%).

47 치석제거(나. 전악) 산정기준이 아닌 것은?

① 19세 이상을 대상으로 한다.

② 매년 1월 1일부터 12월 31일까지 기준으로 한다.

③ 기준 기간 중 1회 급여 적용 가능하다.

④ 산정하지 않은 횟수는 다음 해로 이월된다.

⑤ 시술 전 사전 등록 절차가 필요하다.

해설

산정하지 않은 횟수는 그 해 12월 31일에 소멸한다.

48 치주치료 재시행에 대한 기준으로 옳은 것은?

① 치석제거(가. 1/3악당) 시행 후 3개월 초과 시 치석제거(가. 1/3악당) 50%로 산정한다.

② 치근활택술 시행 후 3개월 초과 시 치석제거(가. 1/3악당)로 산정한다.

③ 치주소파술 시행 후 3개월 초과 시 치주소파술 50%를 산정한다.

④ 치은절제술 시행 후 3개월 초과 시 치주치료후처치(나)로 산정한다.

⑤ 치은박리소파술(간단) 시행 후 3개월 초과 시 치주치료후처치(나)로 산정한다.

해설

• 치석제거(가. 1/3악당) 시행 후 3개월 초과 시 치석제거 50%로 산정한다.

구 분	3개월 이내	3개월 초과~6개월 이내	6개월 초과
산 정	치주치료후처치(가)	치석제거 50%	치석제거 100%

• 치근활택술 시행 후 3개월 초과 시 치근활택술 100%로 산정한다.

구 분	1개월 이내	1개월 초과~3개월 이내	3개월 초과
산 정	치주치료후처치(가)	치근활택술 50%	치근활택술 100%

• 치주소파술 시행 후 3개월 초과 시 치주소파술 100%로 산정한다.

구 분	1개월 이내	1개월 초과~3개월 이내	3개월 초과
산 정	치주치료후처치(가)	치주소파술 50%	치주소파술 100%

• 치은절제술 시행 후 3개월 초과 시 치은절제술 50%로 산정한다.

구 분	1개월 이내	1개월 초과~3개월 이내	3개월 초과
산 정	치주치료후처치(나)	치은절제술 50%	치은절제술 100%

• 치은박리소파술(간단) 시행 후 3개월 초과 시 치은박리소파술(간단) 50%로 산정한다.

구 분	6개월 이내	6개월 초과
산 정	치은박리소파술 50%	치은박리소파술 100%

49 봉합사의 별도 산정이 가능한 항목은?

① 치은이식술

② 치근낭적출술

③ 치아재식술

④ 구강상악동누공폐쇄술

⑤ 악골 내 고정용 금속제거술

해설

• 봉합사 산정이 가능한 항목 : 치조골성형수술, 구강내소염수술, 구강외소염수술, 구강내열상봉합술, 협순소대성형술, 설소대성형술, 구강안면누공폐쇄술, 하악골재건술, 치은, 치조부병소 또는 종양절제술, 치은신부착술, 치은성형술, 치은절제술, 치은박리소파술, 치조골 결손부 골이식술, 조직유도재생술, 조직유도재생막제거술, 치은측방변위 판막술, 치관변위 판막술, 치은이식술, 치근절제술, 치관확장술

• 봉합사 산정이 불가능한 대표적 항목 : 발치술, 치근낭적출술, 치근단절제술, 치아재식술, 치주소파술, 구강상악동누공폐쇄술, 악골 내 고정용 금속제거술

50 치관확장술(Crown lengthening)의 산정기준이 아닌 것은?

① 근관치료 후 임상적 치관 길이 확보를 위해 시행

② 1/3악당 1회로 산정한다.

③ 치조골삭제술을 시행하면서 사용한 bur는 산정 불가하다.

④ 근관치료 상병을 이어서 적용 가능하다.

⑤ 봉합사는 산정 가능하다.

해설

• 치은절제술 : 1/3악당 1회로 산정, 1개의 치아 시행 시 1회로 산정

• 치관확장술 : 1치아당 1회로 산정

PART 03

부 록

제8차 한국표준질병·사인분류(KCD-8) 개정·고시

제8차 한국표준질병·사인분류(KCD-8) 개정·고시

(2020년 7월 1일 통계청 고시)
(2021년 1월 1일 시행)

01 용어의 분류

(1) 포함용어(inclusion terms)

항목 내에 나열되어 있으며, 그 항목에 분류되는 진단적 표현의 사례로 주어진다. 이들은 다른 병태를 말하는 것일 수도 있고, 동의어일 수도 있으나 그 항목의 하위 분류는 아니다.

(2) 제외용어(exclusion terms)

분류 항목명으로 보아 병태들이 그 항목으로 분류되어야 할 것으로 생각되나, 사실은 다른 곳으로 분류하도록 안내한다.

(3) 기호 및 약어

괄호 ( )	부여될 코드에 영향을 미치지 않고 보충적인 단어를 묶는 데 사용
각괄호 [ ]	동의어, 대체어, 설명구를 나타내는 데 사용
콜론 :	수식하는 용어가 2개 이상인 공통용어에 사용
중괄호 [ ]	중괄호 선행 또는 후행하는 단어들이 완전한 용어가 아닌 경우 사용
NOS	"달리 명시되지 않은(not otherwise specified)"의 약어로, "상세불명(unspecified)" 또는 "한정되지 않은(unqualified)"을 의미
NEC	"달리 분류되지 않은(not elsewhere classified)"의 약어로, 기재된 병태의 특정 변형 형태가 다른 부분에서 나타날 수 있음을 경고
제목에서의 "및(And)"	"및"은 "와/또는(and/or)"를 의미
†	"검표(†)"는 원인(기저 질환)에 대한 코드를 나타냄
*	"별표(*)"는 발현증세에 대한 코드를 나타냄
☯	한국 고유 코드, 한국 고유 병명
㉠	한의 고유 병명

※ 분류를 이용하는 데 있어 자세한 지침은 한국표준질병·사인 분류 '제2권 지침서' 또는 '질병코딩지침서'를 참조하시기 바랍니다.

02 분류구조

전신을 침해한 질환군	Ⅰ. 특정 감염성 및 기생충성 질환(A00-B99)
	Ⅱ. 신생물(C00-D48)
정신병적 질환군	Ⅲ. 혈액 및 조혈기관의 질환과 면역매커니즘을 침범한 특정 장애(D50-D89)
	Ⅳ. 내분비, 영양 및 대사질환(E00-E90)
인체 해부학적 계통별 질환군	Ⅴ. 정신 및 행동장애(F00-F99)
	Ⅵ. 신경계통의 질환(G00-G99)
	Ⅶ. 눈 및 눈 부속기의 질환(H00-H59)
	Ⅷ. 귀 및 유돌의 질환(H60-H95)
	Ⅸ. 순환계통의 질환(I00-I99)
	Ⅹ. 호흡계통의 질환(J00-J99)
	Ⅺ. 소화계통의 질환(K00-K93)
	Ⅻ. 피부 및 피하조직의 질환(L00-L99)
	ⅩⅢ. 근골격계통 및 결합조직의 질환(M00-M99)
	ⅩⅣ. 비뇨생식계통의 질환(N00-N99)
분만 · 기형 · 신생아 질환	ⅩⅤ. 임신, 출산 및 산후기(O00-O99)
	ⅩⅥ. 출생 전후기에 기원한 특정 병태(P00-P96)
	ⅩⅦ. 선천기형, 변형 및 염색체 이상(Q00-Q99)
기타 병태	ⅩⅧ. 달리 분류되지 않은 증상, 징후와 임상 및 검사의 이상소견(R00-R99)
	ⅩⅨ. 손상, 중독 및 외인에 의한 특정 기타 결과(S00-S99, T00-T98)
기타 분류	ⅩⅩ. 질병 이환 및 사망의 외인(V01-Y98)
	ⅩⅪ. 건강 상태 및 보건서비스 접촉에 영향을 주는 요인(Z00-Z99)
	ⅩⅫ. 특수목적 코드(U00-U99)
신생물의 형태 분류(M800-M958)	

K00	치아의 발육 및 맹출장애 제외 : 매몰치 및 매복치(K01.−)
K00.0	무치증
● K00.00	부분무치증[치아결핍][희치증]
● K00.01	완전무치증
● K00.09	상세불명의 무치증
K00.1	과잉치 포함 : 추가치 제외 : 매복추가치(K01.18)
● K00.10	전치 부위의 과잉치 정중과잉치
● K00.11	소구치 부위의 과잉치
● K00.12	대구치 부위의 과잉치 구후치 부위의 과잉치 제4대구치 부위의 과잉치 구방치 부위의 과잉치
● K00.19	상세불명의 과잉치
K00.2	치아의 크기와 형태 이상
● K00.20	대치증
● K00.21	왜소치
● K00.22	유 착
● K00.23	유합 및 쌍생 분열치 유합치
● K00.24	치외치[교합면 이상결절] 제외 : 정상 변형으로 간주되어 분류하지 말아야 하는 카라벨리결절
● K00.25	치내치[확장성 치아종] 및 절치 이상 구개구 정형(원추)치 삽형치 T형 절치
● K00.29	치아의 크기와 형태의 기타 및 상세불명의 이상 구방치의 결절 소구치화 이상결절 및 법랑질 진주 우상치
K00.3	반상치 제외 : 치아의 침착물[증식유착](K03.6), 터너치(K00.48)
● K00.30	법랑질의 풍토병성(불화물)반점[치아불소증]
● K00.31	법랑질의 비풍토병성 반점[비불화물법랑질불투명]

●	K00.39	**상세불명의 반상치**
	K00.4	**치아형성의 장애** **제외** : 치아구조의 유전적 장애(K00.5-) 　　　　 선천매독에서의 허친슨 치아 및 오디모양의 구치(A50.5) 　　　　 반상치(K00.3-)
●	K00.40	**법랑질형성저하** 법랑질형성저하(신생아)(출산 후)(출생 전)
●	K00.44	**절 렬**
●	K00.48	**치아형성의 기타 명시된 장애** 국소성 치아형성 이상 시멘트질의 무형성 및 형성 저하 터너치아
●	K00.49	**치아형성의 상세불명 장애**
	K00.5	**달리 분류되지 않은 치아 구조의 유전성 장애**
●	K00.50	**불완전법랑질형성증**
●	K00.51	**불완전상아질형성** **제외** : 불완전골형성(Q78.0) 　　　　 상아질형성 이상(K00.58) 　　　　 각상치아(K00.58)
●	K00.52	**불완전치아형성증**
●	K00.58	**치아구조의 기타 유전성 장애** 상아질형성 이상 각상치아
●	K00.59	**치아구조의 상세불명의 유전성 장애**
	K00.6	**치아 맹출의 장애**
●	K00.63	**잔존 [지속성][탈락성]유치**
●	K00.68	**치아 맹출의 기타 명시된 장애** 조기 생치 선천치 신생치 치아의 조기 맹출 [탈락성] 유치의 조기 탈락
●	K00.69	**치아 맹출의 상세불명 장애**
	K00.7	**생치증후군**
	K00.8	**치아 발육의 기타 장애** **포함** : 치아의 태인성 착색 NOS 　　　　 치아형성 중 색조 변색
	K00.9	**치아 발육의 상세불명 장애** 치아형성의 장애 NOS

K01	매몰치 및 매복치 제외 : 해당 치아나 인접 치아의 이상 위치를 동반한 매몰치 및 매복치(K07.35)
K01.0	매몰치 매몰치는 다른 치아에 의한 폐쇄가 없는데도 맹출되지 못한 치아를 말한다.
K01.1	매복치 매복치는 다른 치아에 의한 폐쇄 때문에 맹출되지 못한 치아를 말한다.
☻ K01.10	상악절치의 매복
☻ K01.11	하악절치의 매복
☻ K01.12	상악견치의 매복
☻ K01.13	하악견치의 매복
☻ K01.14	상악소구치의 매복
☻ K01.15	하악소구치의 매복
☻ K01.16	상악대구치의 매복
☻ K01.161	상악 제1대구치의 매복
☻ K01.162	상악 제2대구치의 매복
☻ K01.163	상악 제3대구치의 매복
☻ K01.169	상세불명의 상악대구치의 매복
☻ K01.17	하악대구치의 매복
☻ K01.171	하악 제1대구치의 매복
☻ K01.172	하악 제2대구치의 매복
☻ K01.173	하악 제3대구치의 매복
☻ K01.179	상세불명의 하악대구치의 매복
☻ K01.18	과잉매복치
☻ K01.19	상세불명의 매복치

K02	치아우식
K02.0	법랑질에 제한된 우식 백색반점병변(초기우식)
K02.1	상아질의 우식
K02.2	시멘트질의 우식
K02.3	정지된 치아우식
K02.4	파치증 영아흑색치아 흑색파치증
K02.5	치수노출이 있는 치아우식
K02.8	기타 치아우식
K02.9	상세불명의 치아우식

K03	**치아경조직의 기타 질환** **제외** : 이갈이(F45.8) 　　　치아우식(K02.-) 　　　이갈이 NOS(F45.8)	
K03.0	**치아의 과다한 생리적 마모**	
☯ K03.00	**교합면의 생리적 마모**	
☯ K03.01	**인접면의 생리적 마모**	
☯ K03.08	**치아의 기타 명시된 생리적 마모**	
☯ K03.09	**치아의 상세불명의 생리적 마모**	
K03.1	**치아의 마모**	
☯ K03.10	**치아의 쐐기결손 NOS** 치아의 치약마모 치아의 굴곡파절	
☯ K03.18	**치아의 기타 명시된 마모** 치아의 마모 : 　습관성 　전통성 　종교의식성 　직업성	
☯ K03.19	**치아의 상세불명 마모**	
K03.2	**치아의 침식** 치아의 침식 : 　NOS 　식사에 의한 　약물 및 약제에 의한 　지속된 구토에 의한 특발성 직업성	
K03.3	**치아의 병적 흡수**	
☯ K03.30	**치아의 외부 흡수**	
☯ K03.31	**치아의 내부 흡수**	
☯ K03.39	**상세불명의 치아의 병적 흡수**	
K03.4	**과시멘트질증** 시멘트화증식증 **제외** : 파젯병에서의 과시멘트질증(M88.8)	
K03.5	**치아의 강직증**	

	K03.6	**치아의 침착물[증식유착]** 치 석 : 　잇몸 밑 　잇몸 위 치아의 침착물[증식유착] : 　베텔(씹는 후추) 　흑 색 　녹 색 　백 질 　오렌지색 　담 배 치아의 착색 : 　NOS 　외인성 NOS
	K03.7	**치아경조직의 맹출 후 색조 변화** **제외** : 치아의 침착물[증식유착](K03.6)
	K03.8	**치아경조직의 기타 명시된 질환**
☯	K03.80	**민감상아질**
☯	K03.81	**방사선조사된 법랑질**
☯	K03.88	**치아경조직의 기타 명시된 질환**
	K03.9	**치아 경조직의 상세불명 질환**

	K04	**치수 및 근단주위조직의 질환**
	K04.0	**치수염** 급성 치수염 만성 (증식성)(궤양성) 치수염
☯	K04.00	**가역적 치수염**
☯	K04.01	**비가역적 치수염**
☯	K04.09	**상세불명의 치수염**
	K04.1	**치수의 괴사** 치수괴저
	K04.2	**치수변성** 상아질석 치수석회화 치수결석

K04.3	**치수내의 이상경조직 형성** 이차성 또는 불규칙적 상아질 **제외** : 치수석회화(K04.2) 　　　　치수결석(K04.2)	
K04.4	**치수기원의 급성 근단치주염** 급성 근단치주염 NOS	
K04.5	**만성 근단치주염** 근단 또는 근단 주위 육아종 근단치주염 NOS	
K04.6	**동이 있는 근단 주위 농양** 동이 있는 : 　치아농양 　치아치조농양 　치수기원의 치주농양	
◑	K04.60	**상악동으로 연결된 동**
◑	K04.61	**비강으로 연결된 동**
◑	K04.62	**구강으로 연결된 동**
◑	K04.63	**피부로 연결된 동**
◑	K04.69	**상세불명의 동이 있는 근단 주위 농양**
K04.7	**동이 없는 근단 주위 농양** 농양 NOS : 　치아의 　치아치조 　근단주위	
K04.8	**치아뿌리낭** 낭 : 　근단(치주) 　근단주위 **제외** : 외측치주낭(K09.0)	
◑	K04.80	**근단 및 외측의 치아뿌리낭**
◑	K04.81	**잔류성 치아뿌리낭**
◑	K04.82	**염증성 치주의 치아뿌리낭** **제외** : 발달성 외측치원성 낭(K09.0)
◑	K04.89	**상세불명의 치아뿌리낭**
K04.9	**치수 및 치근단주위조직의 기타 및 상세불명의 질환**	

K05	치은염 및 치주질환
K05.0	급성 치은염 제외 : 급성 치관주위염(K05.22) 급성 괴사궤양성치은염(A69.1) 헤르페스바이러스[단순 헤르페스] 치은구내염(B00.2)
◗ K05.00	급성 연쇄알균치은구내염
◗ K05.08	기타 명시된 급성 치은염
◗ K05.09	상세불명의 급성 치은염
K05.1	만성 치은염
◗ K05.10	만성 단순 변연부 치은염
◗ K05.11	만성 증식성 치은염
◗ K05.12	만성 궤양성 치은염 제외 : 괴사성 궤양성 치은염(A69.1)
◗ K05.13	만성 박리성 치은염
◗ K05.18	기타 명시된 만성 치은염
◗ K05.19	상세불명의 만성 치은염
K05.2	급성 치주염
◗ K05.20	동이 없는 잇몸 기원의 치주농양 제외 : 치수기원의 급성 근단치주염(K04.4) 근단 주위 농양(K04.7) 동이 있는 근단 주위 농양(K04.6-)
◗ K05.21	동이 있는 잇몸 기원의 치주농양 제외 : 치수기원의 급성 근단치주염(K04.4) 근단 주 위농양(K04.7) 동이 있는 근단 주위 농양(K04.6-)
◗ K05.22	급성 치관주위염
◗ K05.28	기타 명시된 급성 치주염
◗ K05.29	상세불명의 급성 치주염
K05.3	만성 치주염
◗ K05.30	만성 단순치주염
◗ K05.31	만성 복합치주염
◗ K05.32	만성 치관주위염
◗ K05.38	기타 명시된 만성 치주염
◗ K05.39	상세불명의 만성 치주염
K05.4	치주증 연소성 치주증
K05.5	기타 치주질환
K05.6	상세불명의 치주질환

	K06	잇몸 및 무치성 치조융기의 기타 장애 **제외** : 무치성 치조융기의 위축(K08.2) 　　치은염 : 　　　NOS(K05.1-) 　　　급성(K05.0-) 　　　만성(K05.1-)
	K06.0	치은퇴축
◐	K06.00	국소적 치은퇴축
◐	K06.01	전반적 치은퇴축
◐	K06.09	상세불명의 치은퇴축 치은퇴축(감염 후, 수술 후)
	K06.1	치은비대
◐	K06.10	치은섬유종증
◐	K06.18	기타 명시된 치은비대
◐	K06.19	상세불명의 치은비대
	K06.2	외상과 연관된 잇몸 및 무치성 치조융기의 병변
◐	K06.20	외상성 교합에 의한
◐	K06.21	칫솔질에 의한
◐	K06.22	마찰성(기능성)각화증
◐	K06.23	자극성 증식증[의치성 증식증] 무치성 융선의 자극성 증식증[의치성 증식증]
◐	K06.28	외상과 연관된 기타 명시된 잇몸 및 무치성 치조융기의 병변
◐	K06.29	외상과 연관된 상세불명의 잇몸 및 자연치아치조융기의 병변
	K06.8	잇몸 및 무치성 치조융기의 기타 명시된 장애 섬유성 치은종 가동성 융기 거대세포 치은종 말초 거대세포 육아종 잇몸의 화농성 육아종
	K06.9	잇몸 및 무치성 치조융기의 상세불명 장애

K07	치아얼굴 이상[부정교합포함] 제외 : 반쪽 얼굴 위축 또는 비대(Q67.4) 　　　　한쪽 관절돌기 증식증 또는 형성저하(K10.8)
K07.0	턱 크기의 주요 이상 제외 : 말단비대증(E22.0) 　　　　로빈증후군(Q87.0)
◑ K07.00	상악의 대악증[상악의 증식증]
◑ K07.01	하악의 대악증[하악의 증식증]
◑ K07.02	양악의 대악증
◑ K07.03	상악의 소악증[상악의 형성저하]
◑ K07.04	하악의 소악증[하악의 형성저하]
◑ K07.05	양악의 소악증
◑ K07.08	턱 크기의 기타 명시된 이상
◑ K07.09	턱 크기의 상세불명 이상
K07.1	턱-두개골저의 관계 이상
◑ K07.10	턱의 비대칭
◑ K07.11	하악돌출증
◑ K07.12	상악돌출증
◑ K07.13	하악후퇴증
◑ K07.14	상악후퇴증
◑ K07.18	턱-두개골저의 기타 명시된 관계 이상
◑ K07.19	턱-두개골저의 상세불명 관계 이상
K07.2	치열궁관계의 이상
◑ K07.20	원심교합
◑ K07.21	근심교합
◑ K07.22	과도한 수평겹침[수평적 겹침]
◑ K07.23	과도한 수직겹침[수직적 겹침]
◑ K07.24	개방교합
◑ K07.25	교차교합(전치부, 구치부)
◑ K07.26	정중편위
◑ K07.27	하악치의 후방설측교합
◑ K07.28	치열궁 관계의 기타 명시된 이상
◑ K07.29	치열궁 관계의 상세불명 이상
K07.3	치아위치의 이상 제외 : 위치 이상이 없는 매몰치 및 매복치(K01.−)
◑ K07.30	치아의 밀집
◑ K07.31	치아의 전위
◑ K07.32	치아의 회전

◔	K07.33	**치아의 간격** 치아의 간극
◔	K07.34	**치아의 전위**
◔	K07.35	**위치 이상을 동반한 매몰치 또는 매복치**
◔	K07.38	**치아위치의 기타 명시된 이상**
◔	K07.39	**치아위치의 상세불명 이상**
	K07.4	**상세불명의 부정교합**
	K07.5	**치아얼굴의 기능 이상** 제외 : 이갈이(F45.8) 　　　　이갈이 NOS(F45.8)
◔	K07.50	**턱 닫힘 이상**
◔	K07.51	**삼킴 이상에 의한 부정교합**
◔	K07.52	**입호흡에 의한 부정교합**
◔	K07.53	**혀, 입술 또는 손가락의 습관에 의한 부정교합**
◔	K07.58	**기타 명시된 치아얼굴의 기능 이상**
◔	K07.59	**상세불명의 치아얼굴의 기능 이상**
	K07.6	**턱관절장애** 제외 : 　현존 턱관절의 : 　　탈구(S03.0) 　　긴장(S03.4)
◔	K07.60	**턱관절 내장증**
◔	K07.61	**턱관절잡음**
◔	K07.62	**턱관절의 재발성 탈구 및 아탈구**
◔	K07.63	**달리 분류되지 않은 턱관절의 통증**
◔	K07.64	**달리 분류되지 않은 턱관절의 경직**
◔	K07.65	**턱관절의 퇴행성 관절병**
◔	K07.66	**저작근 장애**
◔	K07.68	**기타 명시된 턱관절 장애**
◔	K07.69	**상세불명의 턱관절 장애**
	K07.8	**기타 치아얼굴 이상**
	K07.9	**상세불명의 치아얼굴 이상**

K08	치아 및 지지구조의 기타 장애
K08.0	전신적 원인에 의한 치아의 탈락 치아탈락(말단통증(T56.1), 저인산효소증(E83.3) 등 전신적 원인을 포함하는 주위조직의 질병에 기인하는) 제외 : 유치[탈락성]의 조기 탈락(K00.68)
K08.1	사고, 추출 또는 국한성 치주병에 의한 치아상실 제외 : 현존손상(S03.2−)
K08.2	무치성 치조융기의 위축
K08.3	잔류치근
K08.8	치아 및 지지구조의 기타 명시된 장애
☯ K08.80	치통 NOS
☯ K08.81	불규칙치조돌기 치조(돌기)열
☯ K08.88	치아 및 지지구조의 기타 명시된 장애 치조융기의 확대 NOS
K08.9	치아 및 지지구조의 상세불명 장애

K09	달리 분류되지 않은 구강영역의 낭 **포함** : 동맥류성 낭 및 별도의 섬유-골성 병변 모두의 조직학적 특성을 보이는 병변 **제외** : 치아뿌리낭(K04.8−)
K09.0	**발달 치원성 낭** 낭 : 　함치성 　맹 출 　소포성 　치 은 　외측치주성 　원시성
K09.1	**구강영역의 발달성(비치원성) 낭** (~의) 낭 : 　비구개관[절치관] 　코입술[코치조]
K09.2	**턱의 기타 낭** 턱의 : 　낭 NOS 　동맥류성 낭 　출혈성 낭 　외상성 낭 **제외** : 턱의 잠복성 골낭(K10.0) 　　　스타프네낭(K10.0)
K09.8	**달리 분류되지 않은 구강영역의 기타 낭** 입의 : 　유피낭 　표피모양낭 　림프상피낭 　엡스타인진주
K09.9	**상세불명의 구강영역의 낭**

K10	턱의 기타 질환
K10.0	**턱의 발달장애** 턱의 잠복성 골낭 스타프네낭 하악융기 구개융기
K10.1	**중심성 거대세포육아종** 거대세포 육아종 NOS **제외** : 말초성 거대세포육아종(K06.8)
K10.2	**턱의 염증성 병태** 턱의 (급성)(만성)(화농성) : 　골 염 　골수염(신생아) 　골괴사(약물유발)(방사선유발) 　골막염 턱뼈의 부골
K10.3	**턱의 치조염** 치조골염 건성발치와
K10.8	**턱의 기타 명시된 질환** 턱 : 　가족성 섬유형성 이상 　외골증 　섬유성 형성 이상 한쪽 관절돌기 : 　증식증 　형성 저하
K10.9	**턱의 상세불명 질환**

K11	침샘의 질환
K11.0	침샘의 위축
K11.1	침샘의 비대
K11.2	타액선염 제외 : 유행성 이하선염(B26.-) 　　　포도막귀밑샘열(D86.8)
◕ K11.20	급성 타액선염
◕ K11.21	급성 재발성 타액선염
◕ K11.22	만성 타액선염
◕ K11.29	상세불명의 타액선염
K11.3	침샘의 농양
K11.4	침샘의 누공 제외 : 침샘의 신천루(Q38.4)
K11.5	타석증 침샘 또는 관의 결석 침샘 또는 관의 돌
K11.6	침샘의 점액류 침샘의 : 　점액유출낭 　점액저류낭 두꺼비종
K11.7	침분비의 장애 침분비저하 침과다증 구강건조증 체이(滯頤) 제외 : 건조입안 NOS(R68.2)
K11.8	침샘의 기타 질환 침샘의 양성 림프상피병변 미쿨리츠병 괴사성 타액선화생 타액관확장증 타액관의 : 　협착(Stenosis) 　협착(Stricture) 제외 : 건조증후군[쉐그렌](M35.0)
K11.9	침샘의 상세불명 질환 타액선병증 NOS

K12	**구내염 및 관련 병변** **제외** : 구강궤양(A69.0) 입술염(K13.0) 괴저성 구내염(A69.0) 헤르페스바이러스[단순헤르페스] 치은구내염(B00.2) 괴저구내염(A69.0)
K12.0	**재발성 구강 아프타** 아프타성 구내염(대)(소) 베드나르 아프타 재발성 점막 괴사성 선주위염 재발성 아프타성 궤양 헤르페스모양 구내염
K12.1	**구내염의 기타 형태** 구내염 : NOS 의 치 궤양성 소수포성
K12.2	**입의 연조직염 및 농양** 입(바닥)의 연조직염 하악하농양 **제외** : (~의) 농양 : 근단주위(K04.6--K04.7) 치주(K05.21) 편도주위(J36) 침샘(K11.3) 혀(K14.0)
K12.3	**구강점막염(궤양성)** 점막염(입의)(입인두의) : NOS 약물-유발성 방사선-유발 바이러스성 **제외** : 위장관(구강 및 입인두를 제외한)의 점막염(궤양성)(K92.8)

K13	**입술 및 구강점막의 기타질환** **포함** : 혀의 상피성 장애 **제외** : 잇몸 및 무치성 치조융기의 특정 장애(K05-K06) 　　　　구강 부위의 낭(K09.-) 　　　　혀의 질환(K14.-) 　　　　구내염 및 관련 병변(K12.-)
K13.0	**입술의 질환** 입술염 : 　NOS 　각 의 　탈 락 　선 성 입술통 입술증 달리 분류되지 않은 구각미란 **제외** : 리보플라빈결핍증(E53.0) 　　　　방사선-관련 장애에 의한 입술염(L55-L59) 　　　　칸디다증에 의한 구각미란(B37.88) 　　　　리보플라빈결핍에 의한 구각미란(E53.0)
K13.1	**볼 및 입술 씹기**
K13.2	**혀를 포함하는 구강상피의 백반 및 기타 장애** 혀를 포함하는 구강상피의 홍색판 혀를 포함하는 구강상피의 백색부종 구개 니코틴성 백색각화증 흡연자구개 **제외** : 유모백반(K13.3)
K13.3	**유모백반**
K13.4	**구강점막의 육아종 및 육아종-유사병변** 구강점막의 : 　호산구성 육아종 　화농성육아종 　사마귀황색종
K13.5	**구강점막하섬유증** 혀의 점막하섬유증
K13.6	**구강점막의 자극성 증식증** **제외** : 무치성 융기의 자극성 증식증[의치성 증식증](K06.23)
K13.7	**구강점막의 기타 및 상세불명의 병변** 초점성 구강점액증

K14	**혀의 질환**
	제외 :
	  혀의(K13.2) :
	    홍색판
	    초점성 상피증식증
	    백색부종
	    백 반
	  유모백반(K13.3)
	  대설증(선천)(Q38.2)
	  혀의 점막하섬유증(K13.5)

K14.0	**설 염**
	혀의 :
	  농 양
	  궤양(외상성)
	제외 : 위축성 설염(K14.4)

K14.1	**지도모양혀** 양성 이동성 설염 탈락성 원형 설염
K14.2	**정중능형설염**
K14.3	**혀유두의 비대** 흑모설 태 설 엽상유두의 비대 설모증
K14.4	**혀유두의 위축** 위축성 설염

K14.5	**주름잡힌 혀**
	혀 :
	  열 창
	  구 상
	  음 낭
	제외 : 선천성균열혀(Q38.3)

K14.6	**설 통** 혀작열감 통증성 혀

K14.8	**혀의 기타 질환**
	혀(의) :
	  위 축
	  톱날모양
	  확 대
	  비 대

K14.9	**혀의 상세불명 질환** 혀병증 NOS

참 / 고 / 문 / 헌

- 건강보험심사평가원. 건강보험요양급여비용-2023년 2월.

- 건강보험심사평가원서울지원. 요양급여비용청구길라잡이.

- 건강보험심사평가원. 요양급여의 적용기준 및 방법에 관한 세부사항(약제)-2020년 7월판.

- 건강보험심사평가원. 요양급여의 적용기준 및 방법에 관한 세부사항과 심사지침-2020년 7월판.

참 / 고 / 사 / 이 / 트

- 대한치과건강보험협회(https://kdima.or.kr)

- 보건복지부(www.mohw.go.kr)

- 통계청(kostat.go.kr)-한국표준질병사인분류

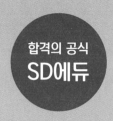

우리 인생의 가장 큰 영광은

결코 넘어지지 않는 데 있는 것이 아니라

넘어질 때마다 일어서는 데 있다

– 넬슨 만델라

치과보험청구사 3급 초단기합격

개정3판1쇄 발행	2024년 04월 05일 (인쇄 2024년 02월 27일)
초 판 발 행	2021년 04월 05일 (인쇄 2021년 02월 19일)
발 행 인	박영일
책 임 편 집	이해욱
저 자	이남숙
편 집 진 행	윤진영 · 김달해
표 지 디 자 인	권은경 · 길전홍선
편 집 디 자 인	정경일 · 조준영
발 행 처	(주)시대고시기획
출 판 등 록	제10-1521호
주 소	서울시 마포구 큰우물로 75 [도화동 538 성지 B/D] 9F
전 화	1600-3600
홈 페 이 지	www.sdedu.co.kr
I S B N	979-11-383-6783-7(13510)
정 가	27,000원

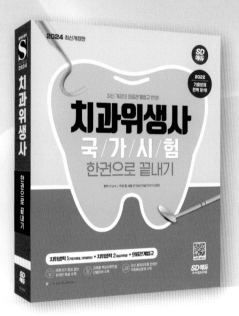

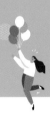
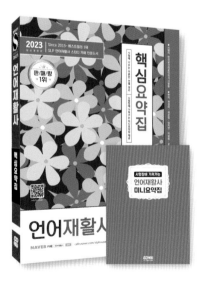

SLP's HOUSE의
최종모의고사

언어재활사, 예비 언어재활사 여러분들을 위한 국가시험 대비용

언어재활사 최종모의고사

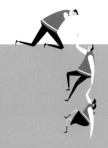

최종모의고사 문제로 확인하고 →
접지물로 마무리!

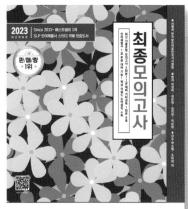

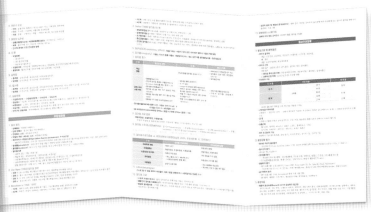

※ 이런 분들께 추천합니다!

▶ 시험 전 문제를 통해 마무리하고 싶은 분
▶ 외운 내용을 확인하고 싶은 분
▶ 기출유형을 알고 싶은 분

최종모의고사에 대한 문의사항은

NAVER 카페 SLP's HOUSE

(http://cafe.naver.com/slphouse)를
방문하여 남겨주세요.

나는 이렇게 합격했다

당신의 합격 스토리를 들려주세요
추첨을 통해 선물을 드립니다

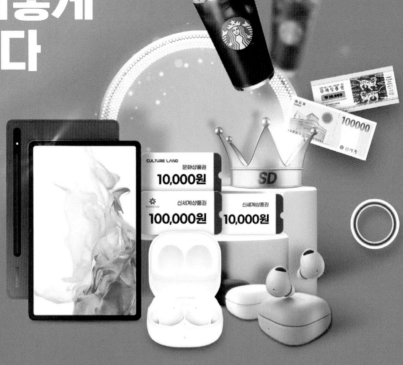

이벤트 참여방법

합격수기

SD에듀와 함께한
도서 or 강의 **선택**

> 나만의 합격 노하우
> 정성껏 **작성**

> 상반기/하반기
> 추첨을 통해 선물 증정

인터뷰

SD에듀와 함께한
강의 **선택**

> 합격증명서 or
> 자격증 사본 **첨부**,
> 간단한 **소개 작성**

> 인터뷰 완료 후
> **백화점 상품권 증정**

이벤트 참여방법
다음합격의 주인공은 바로 여러분입니다!

QR코드 스캔하고 ▷ ▷ ▷ ▶
이벤트 참여하여 푸짐한 경품받자!

합격의 공식
SD에듀